李兆申院士 团队谈消化道癌防治

消化道癌可治也可防

食管癌

主编 李兆申

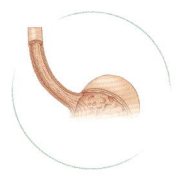

上海科学技术出版社

图书在版编目（CIP）数据

消化道癌可治也可防.食管癌/李兆申主编.—上海：上海科学技术出版社，2019.4（2019.7重印）
（李兆申院士团队谈消化道癌防治）
ISBN 978-7-5478-4398-7

Ⅰ.①消… Ⅱ.①李… Ⅲ.①食管癌-防治 Ⅳ.①R735

中国版本图书馆CIP数据核字（2019）第053752号

消化道癌可治也可防·食管癌
主编　李兆申

上海世纪出版（集团）有限公司
上海科学技术出版社　出版、发行
（上海钦州南路71号　邮政编码200235　www.sstp.cn）
上海雅昌艺术印刷有限公司印刷
开本889×1194　1/32　印张6.5
字数：150千字
2019年4月第1版　2019年7月第2次印刷
ISBN 978-7-5478-4398-7/R.1820
定价：38.00元

本书如有缺页、错装或坏损等严重质量问题，
请向工厂联系调换

内容提要

本书主要围绕普通群众最关注和担心的 100 个食管癌相关问题，用通俗易懂的语言，介绍食管癌的基础知识和发病危险因素，并着重强调了早期预防、早期发现和早期治疗食管癌的理念和方法。和当前一些科普图书相比，本书在食管癌预防与筛查方面内容占的比重比较大，充分体现了早防、早诊、早治的理念。

本书由李兆申院士及其团队倾心打造，编者都是临床一线青年骨干，并由消化内科资深专家审稿，旨在向广大人民群众、基层卫生与社区医疗服务人员和体检中心的工作人员，以问答的形式，配合生动的插图，对食管癌的预防、筛查、诊断和治疗进行全方位展示，让读者对食管癌的防治有比较明晰与理性的了解，让更多的老百姓关注筛查、了解筛查和参与筛查，更多地从筛查中获益。

编者名单

主编
李兆申

审稿
王洛伟　黄　文　李淑德　王凯旋　李　平　蔡全才

编者
（按姓氏拼音排序）

安　薇	常　欣	陈　燕	方　军	冯拥璞	符宏宇	高　杰	
高　野	顾　伦	郭洪雷	郭继尧	郭杰芳	郭晓榕	韩　涛	
韩　煦	郝　璐	何　林	黄浩杰	季钧淘	冀凯宏	贾方洲	
姜春晖	姜梦妮	蒋　斌	蒋　斐	蒋　琪	蒋　熙	孔凡扬	
孔祥毓	李白容	李家速	李　军	李诗钰	李玉琼	林　寒	
刘爱茹	刘　杰	刘牧云	刘　晓	刘　雨	吕顺莉	马　丹	
马佳怡	毛霄彤	孟茜茜	孟雨亭	潘　骏	潘　鹏	钱阳阳	
茹　楠	宋英晓	苏晓菊	孙　畅	孙洪鑫	孙力祺	孙笑天	
唐　健	唐欣颖	田　波	汪　鹏	王　丹	王　华	王润东	
王树玲	王　腾	王天骄	王元辰	王宇欣	王域玲	王智杰	
吴　浩	吴佳艺	吴　优	夏　季	夏　天	谢　璐	谢　沛	
辛　磊	徐佳佳	杨　帆	杨怀宇	姚　瑶	于齐宏	曾祥鹏	
曾彦博	张　茵	张　玲	张平平	张炎晖	赵九龙	赵胜兵	
赵朕华	周春华	周　玮	朱春平	朱佳慧	庄　璐	邹文斌	

编写秘书
冀凯宏　孟茜茜　王　丹　王树玲　常　欣　赵胜兵　高　野

绘图
潘镇华　王雨嘉　徐锡花

前言

随着我国经济的持续发展和人民生活水平的不断提高,人民的医疗卫生状况得到根本性改善,人均寿命不断延长,平均达到76.4岁,居于中上等国家水平,实现了历史性跨越。然而,与人均寿命延长相伴的是癌症发病率不断升高。消化系统作为人体与外界进行物质交换最为重要的部位之一,其恶性肿瘤的发病率占据了所有癌症的50%。在这样严峻的现实中,最令消化科与消化内镜医生感到担忧和痛惜的是我国消化道恶性肿瘤的早期诊断率低,绝大多数消化道癌发现时已为晚期,即使经过昂贵的治疗,5年生存率依然很低,数以百万计的食管癌、胃癌和大肠癌患者"因癌返贫,因癌致贫"。值得庆幸的是,国内外多年的临床实践和经验表明,消化道癌是所有恶性肿瘤中为数不多的完全可通过定期体检或筛查来实现早诊、早治的癌症,同时良好的生活方式和习惯也可明显降低消化道癌的发病率。日韩及欧美国家通过消化道癌筛查,大幅降低了食管癌、胃癌和大肠癌的发病率,挽救了数百万人的生命与健康。这些成果的取得,离不开民众对筛查认知和参与度的提高以及日趋完善的筛查体系,其宝贵经验值得我们学习和借鉴。

党的十八大以来,习主席及党中央提出了建设健康中国的宏伟目标,明确指出"没有人民的健康就没有全民的小康"。作为消化内科医生，我们始终把"发现一例早癌，救人一命，拯救一个家庭，幸福一家人"作为使命和座右铭。这激励着我们不仅要提升操作技能、提高识癌辨癌的本领，更要将癌症早预防、早发现和早治疗的理念传递给广大的人民群众，建立专家、媒体、制度三位一体的权威消化道肿瘤科普体系，让更多的老百姓关注筛查、了解筛查、参与筛查，更多地从消化道癌筛查中获益。近几年来，李兆申院士团队深入基层，广泛调研，聚集全国智慧，集中力量做大事，取得了较好的成绩，无论社会效益还是经济效益都十分可观，并形成了一整套便捷可行的消化道癌防控体系。基于此，李兆申院士团队在广泛参考相关资料的基础上，编写了这套图文并茂、内容丰富、通俗易懂的科普丛书。

  本套丛书分为三册，分别讲解食管癌、胃癌和大肠癌。每个分册均围绕癌症防治相关知识编写了100个老百姓最为关注的问题，并用通俗的语言给出了专业性解答。希望在解答好消化道癌疑惑的同时，结合当前我国正在开展的防癌控癌工作，突出筛查对消化道癌早期诊断和治疗的重要价值，提高广大群众及医务工作者对筛查的重视程度和参与度，有效地推动我国消化道癌筛查工作，实现消化道癌的早诊早治；同时为广大群众、基层卫生服务人员和体检中心工作人员提供消化道癌防治的基本知识。作为科普读物，本丛书力求直面临床实践所关注的现实问题，希望能够将详实的科学知识以通俗易懂的方式展示给读者。本套丛书编撰过程中注重图文并茂，精选生动形象的插图突出关键信息，并邀请医学绘图专业人员绘制了精美示意图，以增加文章的可读性和趣味性。我们相信，这是一套能够系统解决大家对消化道癌防治的种种疑惑,帮助大家获取癌症早预防、早发现、早治疗方法的趣味科普读物。

  本套丛书的编撰离不开国家消化病临床医学研究中心（上海）和国家消化道早癌防治中心联盟成员单位专家团队的大力支持,在此特向有关编者、秘书和审稿专家表示感谢！由于笔者水平有限,编写时间仓促,虽经反复审校,但难免会有不当或不足之处,恳请广大读者和各位专家批评指正！

编者
2019年2月

目录

基础知识

1	食管的位置和功能	003
2	常见的食管疾病有哪些	005
3	何谓食管白斑，如何治疗	008
4	何为霉菌性食管炎，会变成癌症吗	009
5	什么是食管器质性病变，食管器质性病变有哪些	011
6	何为食管功能性疾病	012
7	食管疾病的常见症状有哪些	013
8	何谓吞咽困难	014
9	何谓呃逆	015
10	何谓反酸	017
11	何谓烧心	019
12	食管疾病常用的检查有哪些	021
13	什么是食管癌，食管癌是怎么发生的	023
14	哪些因素会引起食管癌	025
15	食管癌的好发部位	028
16	食管癌的常见症状有哪些	030
17	进食哽噎感一定提示有食管癌吗	032
18	食管癌的分类和诊断	033
19	食管癌的分期	035

20	食管癌离我们远吗	037
21	为什么食管癌发现时多数是晚期	039
22	我国食管癌常见吗	041
23	食管癌会遗传吗	043
24	食管癌发生男女有别吗	045
25	我国哪些地区食管癌高发	047
26	食管癌能治好吗，得了食管癌能活多久	049
27	基因检测对食管癌的防治有帮助吗	051

早期预防

28	如何预防食管癌	055
29	哪些人是食管癌的高危人群	057
30	多吃蔬菜水果可以降低食管癌的风险吗	059
31	运动能降低食管癌的风险吗	061
32	中医、保健品可以预防食管癌吗	063
33	吸烟会增加患食管癌的风险吗	064
34	饮酒会增加患食管癌的风险吗	066
35	食用热烫、粗糙的食物会增加患食管癌的风险吗	067
36	长期咀嚼槟榔会增加患食管癌的风险吗	069
37	哪些食物长期食用会增加患食管癌的风险	070
38	长期蹲食会增加食管癌的发生风险吗	073
39	长期反酸会增加食管癌的发生风险吗	075
40	食管裂孔疝患者患食管癌的风险比一般人群高吗	077
41	贲门失弛缓症患者患食管癌的风险比一般人群高吗	078
42	肥胖的人是否容易患食管癌	079

43	年龄与食管癌的发生有关系吗	081
44	哪些疾病会引起食管癌	082

早期发现

45	什么是早期食管癌和癌前病变	087
46	如何早期发现食管癌及癌前病变	089
47	食管癌的筛查方法有哪些，最准确的方法是什么	090
48	钡餐检查对身体有伤害吗，哪些患者不适合做钡餐检查	092
49	早期发现食管癌及癌前病变的好处是什么	093
50	哪些人需要进行食管癌筛查	094
51	不同人群如何安排筛查间隔时间	095
52	哪些症状或不适是食管癌的早期信号	096
53	幽门螺杆菌与食管癌有关系吗	098
54	常规体检套餐可以早期发现食管癌及癌前病变吗	100
55	食管癌容易和哪些疾病混淆	102
56	为什么医生有时候会建议再次取活检	103
57	活检是否疼痛，是否会增加食管出血风险	104
58	胶囊内镜可以检查食管吗	106
59	做了食管镜检查提示食管癌，为什么还需要再做超声内镜检查	107
60	什么是食管黏膜下隆起，需要做哪些检查	109

早期治疗

61　常用的内镜治疗方法有哪些　113
62　食管癌什么情况可以行内镜下治疗　117
63　食管息肉怎么处理　119
64　食管病灶活检病理为低级别上皮内瘤变，需要治疗吗　121
65　巴雷特食管需要治疗吗　122
66　射频消融治疗巴雷特食管有效吗　124
67　早期食管癌及癌前病变内镜治疗的风险有哪些　125
68　早期食管癌及癌前病变内镜治疗预后如何　127
69　早期食管癌及癌前病变内镜治疗后如何安排随访　129
70　与外科手术相比，食管癌内镜黏膜下剥离术治疗的优势有哪些　131
71　食管癌内镜黏膜下剥离术后还需要追加手术治疗吗　133
72　食管癌内镜黏膜下剥离术后会复发吗，哪些情况下容易复发，复发了该怎么办　135
73　食管癌内镜黏膜下剥离术后患者如何调整饮食　137
74　食管癌内镜黏膜下剥离术后需要注意什么　139
75　内镜治疗后食管术后狭窄的治疗方法有哪些　141
76　内镜治疗前是否需要停用抗血小板药物，停用多久　143
77　内镜治疗后多久可口服抗血小板药物　144

中晚期治疗

78　什么是中晚期食管癌　147
79　食管癌的扩散和转移方式　149

80	中晚期食管癌的治疗方式有哪些	151
81	哪些食管癌适合手术治疗	153
82	中晚期食管癌可以通过胸腔镜切除吗	154
83	食管癌手术治疗的常见并发症有哪些	156
84	食管癌手术切除的预后如何	158
85	食管癌术后如何安排随访	159
86	食管癌术后吻合口狭窄怎么办	160
87	食管癌术后吻合口狭窄，如何解决饮食问题	161
88	食管癌患者手术后饮食需要注意什么	163
89	食管癌放疗的最佳时间	165
90	食管癌放疗的常见并发症有哪些	166
91	食管癌放疗后出现食管气管瘘怎么办	168
92	食管癌放疗后复发怎么办	170
93	食管癌放疗患者的饮食护理	172
94	食管癌常用化疗药物，什么时候需要化疗	175
95	化疗在食管癌治疗中的作用是什么，什么是新辅助化疗	178
96	食管癌患者化疗时饮食上的注意事项有哪些	180
97	中药治疗食管癌的效果	182
98	如何提高晚期食管癌的生活质量	183
99	什么是靶向治疗，食管癌患者是否需要靶向治疗	185
100	什么是免疫治疗，食管癌患者免疫治疗效果怎么样	186

基础知识

食管的位置和功能

消化道包括食管、胃和肠，但很多人提到消化不良，都只想到胃，认为只要胃好，消化就好。事实并非如此，胃是食物消化的重要器官，但胃之前的食管也相当重要和关键。

食管从名字就可以看出是个管道一样的结构，在口腔和胃之间，一般有 25 cm。食管是管道状的，但并不是像我们常见的管子一样又圆又直，食管有 3 个狭窄的地方，第一个在与口腔连接的地方；第二个在中间，是因为周围有气管和血管挤压；第三个在下段，进入腹腔前的地方，所以食管有点像"竹节"一样。平时有这些狭窄存在，食管闭合着，吃饭、喝水或者有空气通过时食管狭窄的地方就打开，让食物、水或空气通过。一方面在不吃饭的时候保护食管不受损伤，另一方面还能防止食物进入胃内再反流到食管。当然，这 3 处狭窄也有不好的地方，那就是吃的食物过大或者吞咽一些硬东西的话可能会被卡住，无法下咽，平时我们感觉噎住了，多数就是在这些部位食物下不去，往往需要喝水，慢慢将食物顺下去。

看完了食管的结构，也就明白了食管的功能。它确实就是个输送食物进入胃内的管道。但为什么不直接让嘴巴和胃相连，何必留个食管耽误事呢？我们知道身体的每一个器官都不是摆设，都有它存在的道理！我们就来看看食管有何价值。首先，口腔和胃之间有很长的距离，胸部有心脏和肺，没有足够的空间留给胃，那么就需要食管作为通道来输送食物。其次，食管持续蠕动，能让水和食物快速通过，且食管较细，还能帮胃筛选食物，避免大块硬质物品被误吞入胃内，影响消化吸收。最后，食管还有一个很重要的功能是防止食物反流，在食管下端有个"高压带"，像闸门一样把食管和胃隔开，一般只允许食物从食管进入胃内，不允许食物再从胃里反流到食管。所以不要小

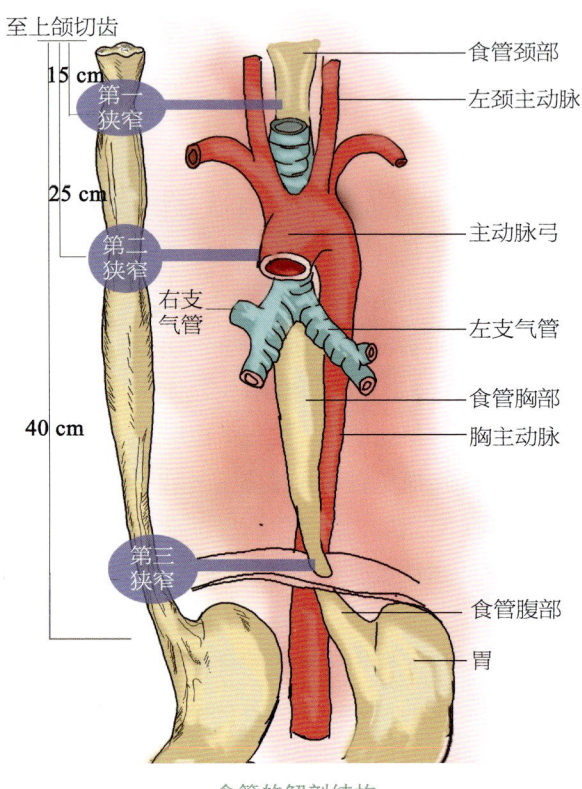

食管的解剖结构

瞧小小的食管，它也有很重要的作用。

2 常见的食管疾病有哪些

我们常见的消化道疾病是胃炎、胃动力不足、胃癌等,其实食管和胃一样,也会出现食管炎、食管动力问题和食管癌等疾病。

(1) 胃食管反流病

食管一个很重要的功能是输送食物,防止反流(图 A),一旦食管不能阻止反流就会出现我们所熟知的胃食管反流病(图 B),表现为反酸和烧心,也有出现胸痛、咳嗽、哮喘的。

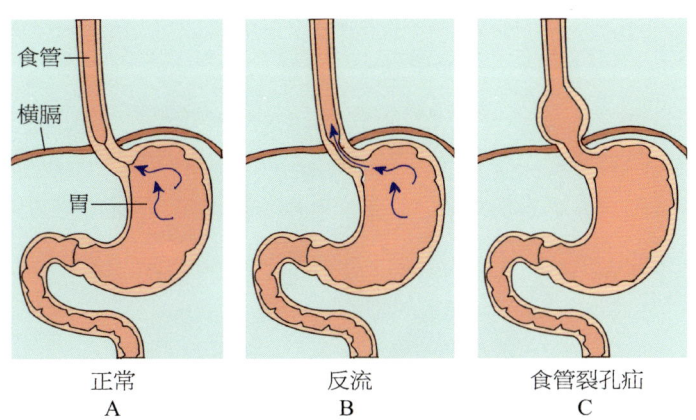

正常食管及部分常见食管疾病示意图

A. 正常情况下,食管下端呈封闭状态,胃内的胃内容物不会反流至食管内(偶有反流时,一般也会被食管清除到胃腔);B. 胃食管反流病患者胃内的胃内容物会反流至食管内;C. 食管裂孔疝时胃的一部分通过膈食管裂孔进入胸腔(此示意图为食管裂孔疝中的一个亚型,即滑动型)。

(2) 食管炎

长期胃食管反流或者其他原因引起食管损伤就会出现食管炎，表现为胸痛、烧心等，此时胃镜往往能看到食管黏膜损伤，称为食管炎。但不是所有的胃食管反流都会引起食管炎，有些人反酸、烧心很严重，但胃镜看到食管黏膜很正常，这种情况称为非糜烂性反流病。

(3) 巴雷特（Barrett）食管

Barrett 食管是胃食管反流病的并发症之一，它之所以重要是因为研究发现，80% 的食管腺癌可能与 Barrett 食管相关，也称为"癌前病变"。但并不意味着 Barrett 食管就一定会变为食管癌，目前研究显示，我国 Barrett 食管癌变率约为 0.61%。Barrett 食管本身可防可治，且癌变率并不高，因此不必谈之色变。

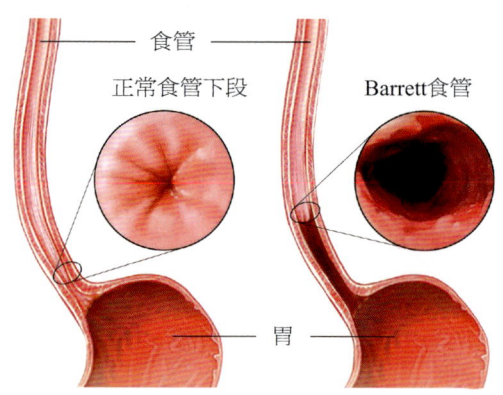

(4) 贲门失弛缓症

还有一种典型的食管疾病叫贲门失弛缓症。前面提到胃食管反流是因为食管下端的"高压带"压力不够，食物和胃酸反流到了食管，引起食管损害。而贲门失弛缓则反之，是食管下端的"高压带"压力过大或功能不正常，该开放的时候不开放，食物不能从食管顺利进入胃内，反而是存留在食管里。食管是个管道，空间有限，久而久之食管就变得越来越粗，里面的食物下不去就只能再呕吐出来，食物无法消化吸收，人也就越来越瘦，甚至营养不良。

(5) 食管裂孔疝

还有一种食管疾病称食管裂孔疝（图C），即位于腹腔的胃通过膈食管裂孔进入了胸腔。正常情况下胃在腹腔，胸腔是心脏和肺的部位，胸腔和腹腔之间靠膈肌分开，食管通过膈肌脚和胃相连，如果食管发育不全或食管裂孔部位肌肉萎缩，当腹腔压力过大时，胃就可能从腹腔挤压进入胸腔。胃进入胸腔一方面有可能挤压心脏和肺，引起不适；另一方面膈肌脚本身也有防止胃食管反流的作用，一旦胃进入胸腔，抗反流屏障作用较少，食物更容易反流到食管，引起胃食管反流病。

还有一些食管感染性疾病，相对少见。另外，常见的就是食管癌，相关内容在下文有详述。

3

何谓食管白斑,如何治疗

经常会有患者拿着胃镜报告咨询什么是"食管白斑"?食管为什么会出现白斑?正常食管上皮由没有角化的复层鳞状上皮细胞组成,什么又叫角化呢?如果在显微镜下鳞状上皮细胞没有了细胞核,就称作角化,比如皮肤的表皮就是角化上皮,有非常重要的屏障功能。牛的食管上皮也为角化上皮,因为牛吃很粗糙的草,所以需要有抗机械摩擦的角化上皮;但人类进食很精细,所以我们食管的上皮由没有角化的鳞状上皮细胞构成,显微镜下看上皮细胞保留着细胞核。

当食管黏膜由于某些原因发生角化,出现类似皮肤表皮的角化层,在胃镜下看就会出现白色斑块状变化,就称为白斑,也叫做食管角化症。此种白斑可发生在身体各处黏膜,以口腔和外阴部黏膜比较多见,食管白斑可作为黏膜白斑病的一个局部表现或者是仅限于食管的疾病。目前,发生这种变化的原因不明,推测可能是由于某种炎症引起的黏膜损伤修复过程中出现的类上皮化生。绝大多数的食管白斑并不会引起不适症状,也几乎不发生癌变。

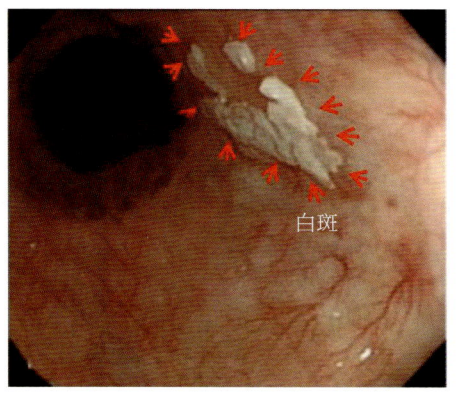

食管白斑

食管白斑一般不需特殊治疗,但应祛除病因,包括戒除烟酒、酸辣食物等嗜好。对经久不愈,甚至病变扩大者,可在内镜下行局部切除或电灼治疗。

4 何为霉菌性食管炎，会变成癌症吗

霉菌性食管炎大部分由定植于口腔、咽喉、消化道以及皮肤等部位的霉菌引起。霉菌也是真菌，这种病菌在自然界中广泛存在。在已经发现的几千种真菌中，可对人类致病的不到100种，而能感染食管者更是少之又少。35%～50%的正常人口咽部可以培养出霉菌。那么在什么情况下，这些居住在我们身体里的霉菌会引起麻烦呢？当机体抵抗力减弱，或是正常机体微生物丛间的拮抗作用失衡时，这些本来悄无声息地存在着的霉菌便乘虚而入，引起霉菌性食管炎，如长期大量使用广谱抗生素、长期接受激素或抗肿瘤药物治疗的患者，长期营养不良以及HIV感染等免疫抑制状态的患者。

霉菌性食管炎患者大多因上消化道症状来就诊，临床表现轻重差别很大，与发病缓急及炎症范围有关。最常见的症状为吞咽疼痛，吞咽异物感或吞咽困难，以及胸骨后疼痛，或者"火辣辣"的烧灼感。也可能仅有上腹不适感及厌食。常规胃镜检查时，医生会发现食管出现不连续点状及岛状白色物质附着，用水冲洗不易冲走。部分病变周围食管黏膜也会发红、充血。严重的病例会造成食管全周性厚苔。对这些白色物质进行刷检涂片，可发现真菌菌丝和芽孢。

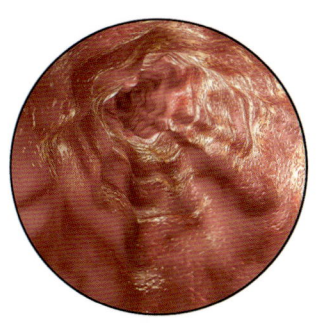

这么说来，霉菌性食管炎并不是什么疑难杂症，正确的治疗是可以很快康复的。抗真菌药物治疗是关键。霉菌性食管炎的霉菌 90% 以上是白念珠菌，治疗使用唑类抗真菌药物有效。前面我们提到了霉菌性食管炎的发病原因，因此更应防治相结合，加强营养，积极设法消除诱因，特别是合理应用抗生素和糖皮质激素。

霉菌性食管炎也是食管炎的一种，有的食管炎会癌变，那么，霉菌性食管炎也会癌变吗？目前并没有医学证据表明霉菌性食管炎会癌变，但是若不及时治疗，一旦发生食管狭窄、穿孔等严重的并发症，也可能危及生命。所以患者被诊断为霉菌性食管炎后，一定要积极配合医生治疗。

什么是食管器质性病变，食管器质性病变有哪些

很多人听到器质性病变，会被这个专业名词吓到，其实我们首先要做的不是盲目的焦虑，而是先搞清楚这个名词的概念。所谓器质性疾病，是指由多种原因引起的人体某一器官或某一组织实质结构发生改变的疾病，造成该器官或组织系统的永久性损害。食管的实质结构从内到外分别为黏膜层、黏膜下层、肌层和浆膜，那么可想而知，食管器质性病变就是食管某一层或某几层的实质结构发生了异常的改变，这些病变造成了食管实质性损害并影响了食管的正常功能，从而产生了相关的症状。器质性病变既可能是良性病变，也可能是恶性病变，这些病变往往需要内镜检查等手段来明确诊断，主要包括食管炎、Barrett 食管、胃食管反流、食管静脉曲张、食管黏膜下肿瘤、食管间质瘤、食管癌等。

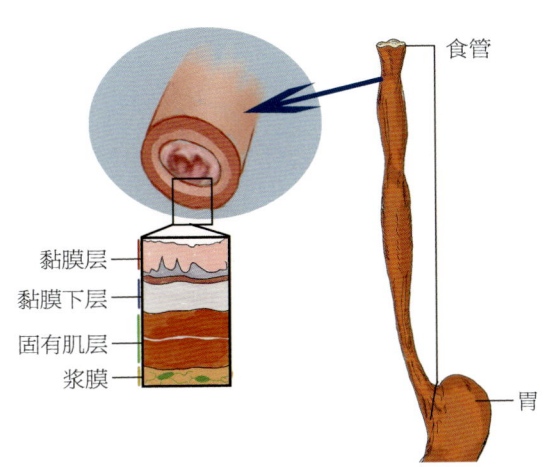

食管结构示意图

6 何为食管功能性疾病

　　功能性疾病的概念正好与以上讲的器质性疾病的概念相对,是指由支配某一器官的神经系统失调引起的一系列临床综合征,病情一般比器质性疾病轻,基本不会导致严重后果,并且该器官的组织结构也不发生改变。食管最主要的功能就是通过自身的蠕动将食物运送到胃里,并防止胃内食物反流到食管内。食管功能性疾病就是食管的正常生理功能出现了异常,但是食管实质组织并没有发现病变。食管功能性疾病主要表现为上腹饱胀不适、嗳气、食欲不振、反流、烧心等相关症状,有些与食管器质性病变的症状十分类似,需要通过内镜等检查进一步鉴别。

7 食管疾病的常见症状有哪些

食管疾病的症状有很多，包括吞咽困难、恶心、呕吐、反酸、烧心感、反流、呕血、黑便、胸骨后疼痛、吞咽疼痛、哽噎感等。没有经过医学专业训练的患者往往会将这些症状和概念混淆。

当出现上述不适的症状需要去看医生的时候，我们可以事先了解一下这些症状的概念和区别。

我们常听说反酸、反流，还有人描述说自己有烧心的感觉，那么这些症状具体指的是什么？反流指的是胃内容物在没有恶心和不用力的情况下涌入咽部或口腔的感觉，伴随酸味或仅有酸水时则称为反酸。烧心是指胸骨后烧灼的感觉，通常由胸骨下段向上延伸。烧心和反流常在餐后1小时出现，躺着或弯腰动作可能会加重。

食管其他症状在后面的问题中还有具体描述。总之，食管疾病的大多数症状与其他上消化道的症状有所类似，往往还需要消化道内镜等进一步检查来明确诊断。

何谓吞咽困难

吞咽困难是一种很常见的临床症状，是指由于各种原因导致的食管腔道变狭窄时，食物从口腔进入胃和贲门的过程中受到了阻碍，从而产生咽部、胸骨后疼痛或哽噎的感觉。

一些食管器质性疾病会占据食管腔道的空间，因此吞咽困难是绝大部分食管器质性病变患者就诊时的主要症状。当吞咽困难的症状越来越严重时，需要警惕食管癌的可能。在疾病初期时，病变较小，食管狭窄程度较轻，往往仅表现为米饭、馒头、面条等固体食物通过食管时较为缓慢，随着病情的发展，食管腔道越来越窄，可逐渐表现为不能下咽米饭、馒头、面条等固体食物，到晚期时可进展为连汤汁、水等液体食物也无法下咽。

需要注意的是，食管功能性疾病或者当患者伴有情绪波动或精神症状时，可能会表现为假性吞咽困难。这种吞咽困难的症状往往不会进行性加重，并且吃东西并没有困难，可以通过进一步检查来鉴别。

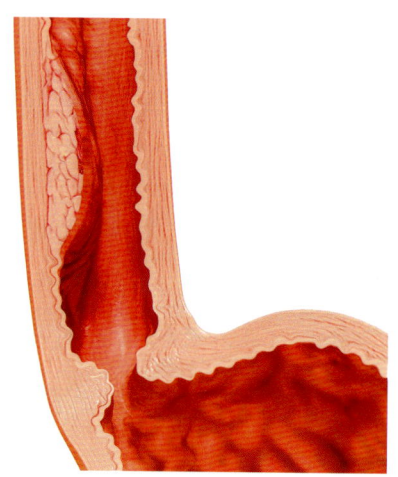

何谓呃逆

呃逆也就是打嗝，是一个生理上常见的现象，指气体从胃中上逆，喉间频频发出急而短促的声音。此为膈肌痉挛引起收缩运动，吸气时声门突然关闭所致，可发于单侧或双侧的膈肌。

横膈膜不是分隔胸腔和腹腔的一块膜，而是一大块肌肉。它每次平稳地收缩，我们的肺部便吸入一口气。它是由脑部呼吸中枢控制，横膈膜的肌肉会有规律地活动，我们的呼吸是可以完全自主运作的，也不需要时常记着怎样呼吸。打嗝时，横膈肌不由自主地收缩，空气被迅速吸进肺内，两条声带之中的裂隙骤然收窄，因而引起奇怪的声响。

健康人可发生一过性呃逆，多与饮食有关，特别是饮食过快、过饱，摄入很热或冷的食物饮料、饮酒等，外界温度变化和过度吸烟亦可引起，多可自行消退。有的可持续较长时间而成为顽固性呃逆。多发生于某些疾病，如食管扩张、胃扩张、胃炎、胃部手术后、膈下及纵隔肿瘤，以及大叶性肺炎、急性心肌梗死、腹腔内出血、脑血管病、脑肿瘤、尿毒症、肝硬化晚期、低血钠症等局部或全身的疾病，都可引发呃逆。

呃逆时处理方法如下：①深呼吸法，令患者凝神勿躁，缓缓吸气至膈肌下降到最大限度，屏气数秒钟，然后再缓慢均匀地呼出。如此反复数次，在膈肌痉挛时应尽量控制不要中断呼吸运动。吸气时可吸入适量的硝酸甘油或氯仿；②转移注意力法，向患者提出或讲述使其吃惊的问题或事情，使之注意力集中在某一问题上，有时可中止呃逆。

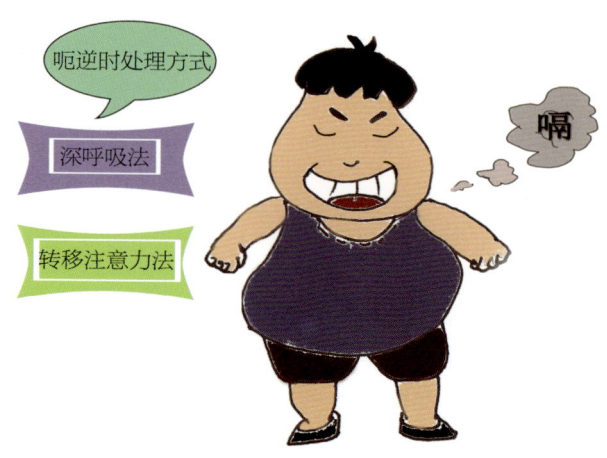

对于顽固性呃逆,以上方法不能制止的,可应用一些药物进行对症治疗,但必须在医生指导下服用,另外还要积极查明病因,以免耽误病情。

何谓反酸

反酸是指胃内容物经食管反流达口咽部，口腔感觉到酸性物质；如果十二指肠内容物经胃、食管反流达口咽部，口腔感觉到出现苦味物质，称为十二指肠胃食管反流，多由于贲门功能不全和胃功能障碍逆蠕动致酸性胃液反流至口腔。反酸所致的症状和危害可有烧心、胸骨后疼痛、吞咽痛、吞咽困难等。

当精神紧张、过度疲劳、情绪不佳时，大脑功能紊乱，促使胃酸分泌增多；饮食不当，如过甜、过咸、过辣、过酸、过冷、过烫的食物都可刺激胃酸分泌增加，这些会导致生理性反酸的出现。

当反酸症状频繁出现，或伴随其他症状时，就可能是一种病理现象，临床上称为"胃食管反流病"。胃食管反流可以由许多原因引起。例如，食管下端括约肌功能出现障碍，胃排空延缓；食管本身蠕动功能下降，不能迅速清除反流物；胃的一部分异常地突入胸腔，形成裂孔疝，天然的抗反流屏障遭受破坏等。在上述情况下均易发生胃食管反流。

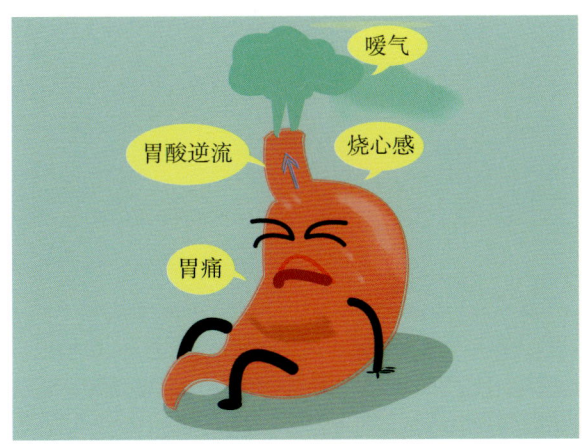

胃食管反流病是由于胃和十二指肠内容物反流至食管所引起的，能造成食管黏膜组织损害，严重者可形成反流性食管炎、食管溃疡或食管狭窄甚至癌变。当反流物进入呼吸道时，还可导致吸入性肺炎、哮喘等疾病。

何谓烧心

烧心是指剑突下或胸骨后的一种烧灼或发热的感觉,有时呈烧灼样疼痛感,同时伴有反酸的症状,常由反流引起,多见于反流性食管炎,亦可见于幽门不全梗阻、消化性溃疡等疾病。

对于多数人来说,烧心产生的原因是由于进食过快或过多,还有一些人在进食某些特定的食物(如酒、辣椒等)后会产生烧心症状。这是因为某些食物可以使食管下括约肌松弛或胃酸分泌增多,食用这样的食物,就会引起烧心。烧心和食管远端食管下括约肌的功能失调有关。食管下括约肌是食管与胃连接部的"闸门",其正常的松紧度(或称张力)在防止胃食管反流中起重要作用。如食管下括约肌张力低,或在没有吞咽时频频自发松弛,使胃酸反流入食管,这是引起反流的一种原因。还有胃排空减慢或上消化道梗阻使胃内容物潴留时,由于胃内压的增高,也增加了反流的机会。正常人虽然偶尔也有反流,但由于食管的蠕动作用能及时清除反流物,因此不出现症状。

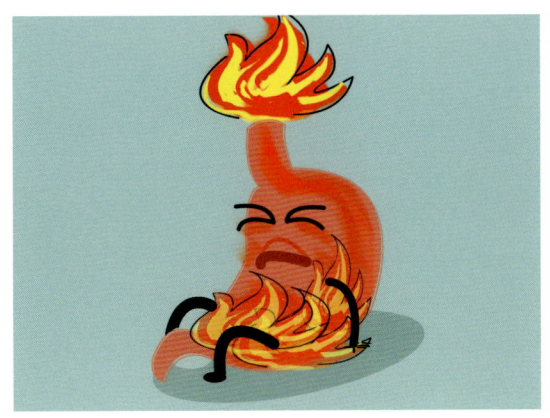

烧心症状多在饱餐后、平卧或身体前屈时出现或加重，并常伴有酸味的液体反流到咽部或口腔，有些人还会感到胸骨后疼痛。由于胃液和胆汁长期反复地刺激食管黏膜会引起食管的慢性损伤，引发食管炎，严重时可形成一种称为食管癌前病变的巴雷特（Barrett）食管。所以，不要对烧心症状毫不在意。只要出现了烧心症状，就应到医院就诊，检查食管情况，防止食管损伤。

12 食管疾病常用的检查有哪些

能否准确诊断食管疾病对早期治疗非常关键，那么如何才能准确诊断食管疾病呢？下面就向大家介绍几种帮你准确诊断食管疾病的检查方法，详细如下。

(1) 食管脱落细胞学检查

食管脱落细胞学检查是指用双腔或单腔带网气囊采集食管上皮细胞，直接涂片后用巴氏染色并进行细胞学镜检的方法。该方法简便，受检者痛苦小，经过实践证明在食管疾病高发区进行大面积普查切实可行，是食管疾病早期诊断的可用方法。

(2) 影像学检查

食管钡餐造影：该方法除极早期食管疾病不易显示外，有经验的放射科医师充分调好钡剂，令病人分次小口吞咽，多方位仔细观察和气钡双重造影，大多能发现食管黏膜增粗、迂曲或虚线状中断，或食管边缘发毛，或小的充盈缺损，或小的龛影，或局限性管壁发僵，或有钡剂滞留等早癌的征象。

胸部 CT 扫描：在诊断食管疾病中的作用众说不一，但对食管疾病的分期、切除范围的判断、预后的评估有帮助。

(3) 内镜检查

纤维内镜检查：纤维光学镜逐步取代金属硬管镜，由于其可弯曲，照明好，视觉广，安全准确，已成为检查上消化道疾病（食管疾病、胃癌等）常规的临床诊断、术后随访、疗效观察的可靠方法。可在直视下观察病变大小、形态、部位、范围和做活检及细胞刷检查，

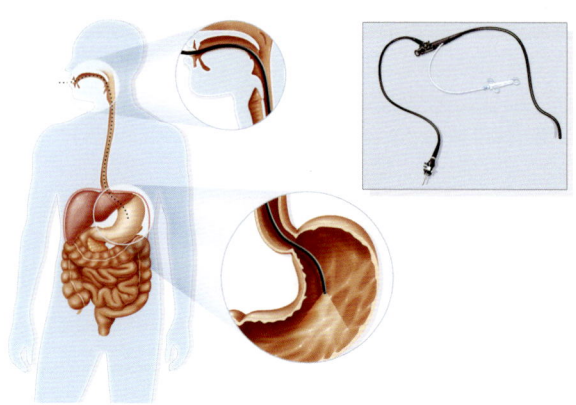

纤维内镜检查

是最可靠的食管癌诊断方法。

食管内镜超声检查： 食管内镜超声检查可以比较精确测定病变在食管壁内浸润的深度，测量出壁外异常肿大的淋巴结，便于区别病变在食管壁的部位。

13

什么是食管癌，食管癌是怎么发生的

什么是食管癌？顾名思义，发生在食管上的恶性肿瘤就叫食管癌。与食管良性肿瘤不同，食管癌是一种恶性疾病，癌的生长没有任何边界，不受任何限制，像螃蟹一样横行霸道，任意繁殖扩散，无论坚硬的骨骼，还是坚韧的筋膜，都被这个"螃蟹"侵犯破坏。尽管现代医学飞速发展，对老百姓来讲，"谈癌色变"仍是难以扭转的事实。目前普遍认为食管癌的发生是一个多因素相互作用的复杂过程，在环境及遗传等多种因素的刺激下，食管上皮细胞发生异型增生，最终进展为食管癌。

每一种"螃蟹"在其国界都有相应的地位和影响力，那么食管癌这种"螃蟹"的威慑力又如何呢？食管癌是最常见的消化系统肿瘤之一，全球范围内食管癌的发病率在恶性肿瘤中居第8位，死亡率为第6位。即使肿瘤被成功切除以后，患者3年和5年存活率均只有6%～35%。由于环境及人口遗传因素的不同，食管癌发病率和死亡率各国差异很大，2012年，全球约有45万余人被诊断出患有食管癌，40万

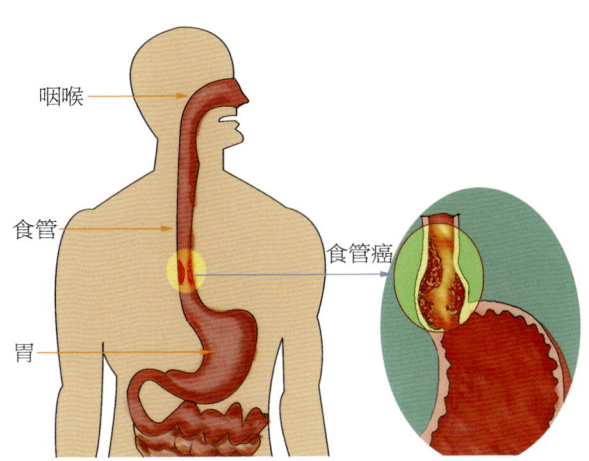

余人死于食管癌。在美国，2013年食管癌的新发患者数为1.7万人，同时约有1.5万人死于食管癌。我国是食管癌高发的国家之一，其死亡率占全国恶性肿瘤死亡总数的22%。据报道，2002年全球食管癌新发46万例，中国发生24万例，占全球的53%。且食管癌呈现明显的地域性分布特点，食管癌最密集区域位于河北、河南、山西三省交界的太行山南侧，尤以磁县最高，在秦岭、大别山、川北、闽粤、苏北、新疆等地也有相对集中的高发区。此外，这种"螃蟹"貌似更青睐男性，男性食管癌发病率与死亡率均高于女性，男女比例接近2∶1，农村发病率与死亡率比城市高约1.7倍。食管癌在男性癌症致死率中排第5位，在女性癌症致死率中排第7位。食管癌又分为鳞癌和腺癌，其中鳞癌占70%。让人不解的是鳞癌偏好深色，好发于黄种人和黑种人，而腺癌喜欢浅色多发于白种人。

由于食管癌的早期症状不明显，因此诊断出食管癌时，患者已多处于疾病晚期。中晚期食管癌患者通常伴有吞咽困难等症状，疾病发展到这个阶段，超过一半的患者会出现淋巴结的转移及邻近器官的入侵，患者整个身体将遭受痛苦的折磨，可见这种"螃蟹"的杀伤力及威慑力之高。

值得庆幸的是，目前随着内镜技术的发展，医生对食管癌的认识及警惕性大大增加，同时人们生活水平的提高及对健康的重视，越来越多的食管癌患者得到了早期诊断，获得了手术根治机会，患者的死亡率大大降低。

14 哪些因素会引起食管癌

老张经胃镜及病理检查被诊断为食管癌，他不敢相信：我祖祖辈辈都没有患食管癌的，我怎么会得这个病，是不是误诊？追问病史，他有长达 40 年大量吸烟、饮酒史，平时喜欢吃家里腌制的酱黄瓜、酸菜等，尤其喜欢吃烫乎乎的食物。这些生活习惯与食管癌的发生有关吗？可见了解诱发食管癌的因素对我们预防食管癌的发生相当重要。下面我们为大家做一简要介绍。

(1) 食管癌与饮食习惯

常食腌制或霉变食品是食管癌发生的重要危险因素。亚硝胺类化合物是一大类强烈的化学致癌物，广泛分布于我们的生活环境中，而且在霉菌的作用下，还可以在人体内合成。目前发现的二三百种亚硝胺类化合物中约 80% 有致癌作用，是引起食管癌、胃癌、肝癌的重要杀手。国内学者对河南林县人胃液标本进行亚硝胺化合物分析，发现 95% 的胃液标本中含亚硝胺类化合物。并且，胃液中亚硝胺的含量与受检者食管上皮病变程度呈明显正相关。令人惊喜的是通过口服维生素 C 等抗氧化剂可阻断亚硝胺的胃内合成，起到预防癌变的作用。

吸烟作为食管癌的危险因素早已被肯定，患食管癌的风险随着吸烟量的增加及烟龄的增长而增高，烟草中的多环芳烃、苯并芘、亚硝基化合物等致癌物质和氧化剂，可造成食管上皮细胞基因的损伤或引发慢性食管炎，最终诱发食管癌。"吸烟有害健康"不应该仅仅是商品的标语，还应该是老百姓心中的一个警钟。

饮酒被认为是西方国家食管癌发病的一个主要危险因素。研究发现，食管癌与饮酒量、酒精的烈性程度呈正相关，而且烟酒之间具有

1+1>2的促进作用。因此,"珍爱生命,远离烟酒"将一生受益。

大家都知道食管怕烫,烫是食管的天敌,长期暴露在60℃以上会反复烫伤、愈合、增生,形成癌前病变。如果您有爱喝热茶、热饮的习惯,请马上改掉。

(2) 食管癌与真菌、病毒感染

我国食管癌高发区的高发病率与真菌对食物的污染有关。在食管癌高发区的粮食中,发现了黄曲霉等霉菌。这些霉菌既可以产生直接的致癌物,也能还原硝酸盐,增加食管癌的患病风险,提示霉菌在食管癌发病过程中起到一定的作用。近年来发现人乳头瘤病毒具有放大癌基因 C-myc 和 H-ras 的作用,并能使抑癌基因 p53 失活,提示它的感染可能在食管癌的发生、发展中发挥着重要作用。可见保持良好的饮食及卫生习惯会降低食管癌的发病率,有利而无害,应该引起人们的重视。

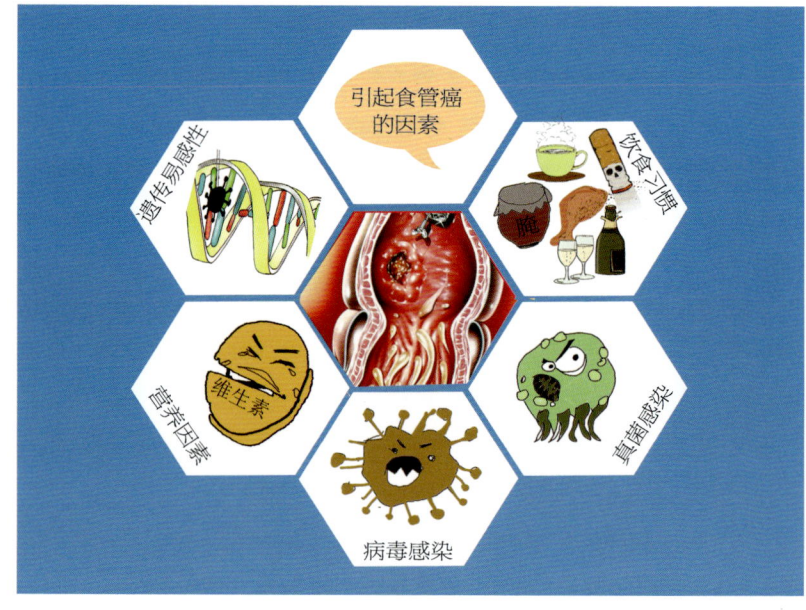

(3) 食管癌与营养因素

近 20 年来河南省林州地区居民膳食结构发生很大变化，其食管癌的发病率和死亡率也随之下降，提示膳食营养状况在食管癌发病中起一定作用。此外，某些微量元素硒、锌、铜、铁和钙在体内及土壤中的含量变化与食管癌的发生、发展也存在密切关系。在我们的饮食谱中适当补充维生素、微量元素，尤其是硒、β-胡萝卜素、维生素 E 等，可能会降低食管癌的发病风险。

(4) 食管癌与遗传易感性

肿瘤的形成是环境因素与遗传因素共同作用的结果。食管癌的发生也具有遗传易感性的特点。即使是在食管癌高发区，患者也常具有家族聚集性。老刘是一位食管癌患者，来自河南省林州地区，其父亲、妹妹、儿子也均被诊断为食管癌，说明遗传因素在食管癌发生中起一定作用。如果您的直系亲属中有食管癌患者，您现在已经超过 40 岁，还未做过胃镜筛查，建议您尽早到医院做一下内镜体检。

15 食管癌的好发部位

食管长得挺有特点的。它是咽和胃之间的消化管，呈蛇形。食管以鳞状上皮为主，近贲门处为腺上皮，所以食管有鳞癌，也有腺癌。食管全程分为四段：颈段、胸上段、胸中段、胸下段。食管癌的病变部位50%左右发生在食管胸中段，30%在下段，20%在上段，很少发生于颈段。食管存在3处狭窄：第一处在食管的起始部，第二处在左右主支气管分叉处，第三处在食管与膈肌交界处。吃东西不当心时，就会在这3处狭窄卡住食物，造成堵塞或穿孔等风险。第二、第

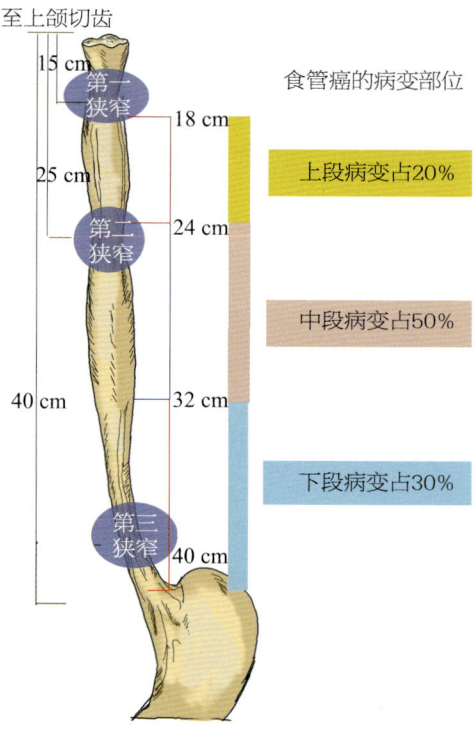

食管的结构与食管癌的病变部位

三处狭窄也是食管癌的好发部位。如果您吃东西感觉吞咽不畅，出现越来越重的吞咽困难（医学上常用"进行性"来形容），那您应该警惕食管病变的可能。

16

食管癌的常见症状有哪些

65岁中老年男性患者,因"咽部不适伴咽下痛半年"就诊于耳鼻喉科,喉镜检查未见明显异常。后出现胸部不适,偶有胸背部疼痛,就诊于心内科,心电图及冠状动脉血管检查未见异常,半年后这位患者逐渐出现了吞咽困难,就诊于消化科门诊,行胃镜及病理诊断为食管癌。因此了解食管癌的症状表现,提高大家对这一肿瘤的认识有着至关重要的意义。

(1) 早期食管癌的症状

多不典型,易被忽略。多是因局部病灶对食管的刺激,或因局部炎症、肿瘤浸润所致,常反复出现,间歇期可无症状可持续几年时间。主要特征性症状为胸部不适或吞咽时感觉稍微疼痛,疼痛的表现

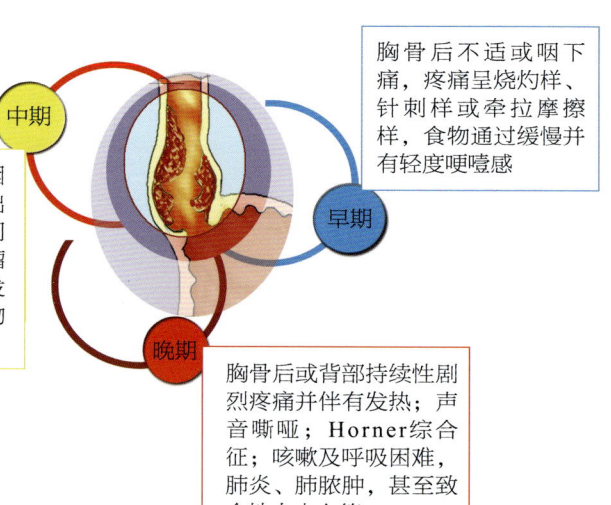

食管癌的常见症状

多种多样，可呈烧灼样、针刺样或牵拉摩擦样疼痛，食物通过缓慢并有轻微哽噎感。正因为此期症状不典型，常被人们忽略甚至误诊，错过早诊、早治的机会。

(2) 中期食管癌的症状

此期的典型症状为逐渐加重的吞咽困难。由于食管壁具有良好的弹性，在肿瘤病灶未占据食管全周一半以上时，吞咽困难尚不明显。当肿瘤外侵引起食管周围炎、纵隔炎或食管深层溃疡时，部分病人吞咽食物时可出现胸骨部疼痛。下胸段肿瘤引起的疼痛可以发生在上腹部。若有持续性胸背痛多为肿瘤侵犯胸膜及相关神经所致。此外，食管癌和炎症病变引起食管逆蠕动增加，可引起食物反流。

(3) 晚期食管癌的症状

多由肿瘤的压迫及并发症引起，并且可以发生淋巴及血行转移。肿瘤外侵出现胸骨后或背部持续性剧烈疼痛并伴有发热，应警惕食管是否已经穿孔或行将穿孔。肿瘤最常转移至左锁骨上淋巴结，如压迫喉返神经，出现声音嘶哑；如压迫颈交感神经，则产生 Horner 综合征（瞳孔缩小，眼睑下垂及眼裂变小，眼球内陷，面部少汗）；若压迫气管，可出现咳嗽及呼吸困难。如果肿瘤君不顾情面，侵犯并迫害周围的邻居，如气管、血管，可导致气管食管瘘，发生肺炎、肺脓肿，甚至致命性大出血等。若有骨、肝、脑等器官转移，患者可出现骨痛、黄疸、腹水、昏迷等症状。晚期患者因长期摄食不足，出现营养不良、脱水，甚至皮包骨的恶病质表现。

因此，凡年龄在50岁以上（高发区在40岁以上）的患者，出现进食后食物停滞感或咽下困难者，应及时做相关检查明确诊断，尽可能做到早诊、早治、早预防。

17

进食哽噎感一定提示有食管癌吗

首先让我们先了解一下什么是进食哽噎感？人体的食管是一个管状器官，上接口咽部，下连胃贲门，是食物与水进入胃肠道的必经通道。正常的食管内黏膜光滑完整，管道通畅，吃东西基本没有任何的不适，而当吞咽食物或水出现受阻的感觉时，也就是吃了东西咽下去的时候感觉到不顺畅（咽下困难），有停滞感或异物感，这种症状就是进食哽噎感。

让大家恐惧的是，早期食管癌的典型症状之一就是进食哽噎感。因此，就有人会十分担心，认为出现进食哽噎感就一定是食管癌，事实果真如此吗？

这种说法当然是不对的，在医学上，同一症状是可以源自于不同种疾病的。如我们平时常见的腹痛，可以是胃炎、肠炎，也可能是胃溃疡、肿瘤等疾病。进食哽噎感也不例外，反复发作的食管炎、食管息肉与食管良性肿瘤等造成的管腔狭窄（器质性）同样也可以导致进食哽噎，也就是食管中有一处或有一段管道内径由于各种原因变小了，食物的通过自然就会受阻。此外，具有情绪史、精神疾病史的人亦会出现类似症状功能性疾病，如中医上所说的梅核气，但通常不会影响进食。因此，出现进食哽噎感不一定就提示有食管癌，有可能是由其他良性疾病所引起的，千万不能断章取义，以偏概全，盲目恐慌。

但是，当出现进食哽噎感时也不能麻痹大意，特别是年龄大的、持续时间较长或者症状逐渐加重的（进行性吞咽困难即开始吞咽干硬食物时有哽噎感，后难进软食或半流质，只能吃流质，最后连水和唾液都不能咽下）。这类人需要引起重视，及时就医，明确病因以排除食管癌。

食管癌的分类和诊断

根据不同的观察方法,食管癌可有不同分类。主要有以下两方面:①从肉眼可见的大体形态上看(可通过胃镜观察,病变与周围组织表现不一样),分为早期与中晚期。早期食管癌包括隐伏型(病变隐匿而不够明确)、糜烂型、斑块型(黏膜粗糙增厚)和乳头型(息肉样外观),其中斑块型最常见,分化较好;中晚期食管癌则包括髓质型(剖面像脑髓)、蕈伞型、溃疡型、缩窄型和腔内型,其中髓质型最多且恶性程度最高,缩窄型因呈环形生长而较早出现梗阻。②从显微镜下的组织细胞学分析(病理科医生观察的角度),食管癌可分为鳞状细胞癌(90%以上)、腺癌、未分化癌等,食管中上段大部分为鳞癌,下段则多为腺癌。

医生是怎么诊断食管癌的呢?首先是根据患者出现的症状:吞咽食物有哽噎感、异物感、胸骨后疼痛或明显的吞咽困难,然后是各种辅助检查:食管造影发现有黏膜局限性增粗、管壁局部僵硬、充盈缺损或龛影等特征(造影剂在下咽过程中会受到肿瘤的阻挡,从而形成不连续、不通畅的影像),或者胸部CT发现有环形或不规则的管壁增厚。但是这些检查都存在一定局限性,且都不能用来确诊食管癌,最终确诊需进行组织或细胞病理学检查,这才是诊断的金标准。常用

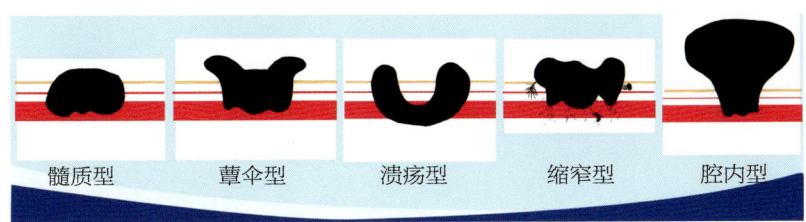

食管癌分类示意图

的方法就是通过胃镜检查取活检，或者对食管外病变（锁骨上淋巴结等）做病理学检查，在显微镜下一旦发现食管癌细胞或组织即可诊断，并且可进行病理分型。

因此，当出现疑似食管癌的症状时，应尽早去医院就诊。食管钡餐造影、胸部 CT、胶囊内镜等检查有一定的筛查作用，而胃镜检查直观明了且活检具有确诊意义，可以鉴别食管息肉、贲门失弛缓等良性疾病，可靠准确。

19 食管癌的分期

对于大部分的恶性肿瘤来说，分期评估意义重大。这不仅可以用来评估病情的严重程度，还可以帮助医生选择合适的治疗方案、预后评估以及比较不同方法的疗效。病理学概念上的早期食管癌指的是病变仅局限在黏膜层内，还未突破黏膜肌层。此时的食管癌完全有机会通过内镜下黏膜切除术（EMR）治疗，预后很好。

目前，与大多数肿瘤一样，食管癌的分期是以国际抗癌联盟制定的 TNM 分期为标准的（表1）。其中 T（tumor）代表的是原发肿瘤的浸润深度，字母 T 后面的数字越大，说明肿瘤侵犯的组织越深，例如 Tis 指原位癌，T1 是指未突破黏膜下层，T2 指肿瘤已侵犯固有肌层，T3 指肿瘤已侵犯食管外膜，而 T4 则表示已经突破食管外膜侵犯其他周围结构，如胸膜、主动脉、气管等；N（node）代表的是区域

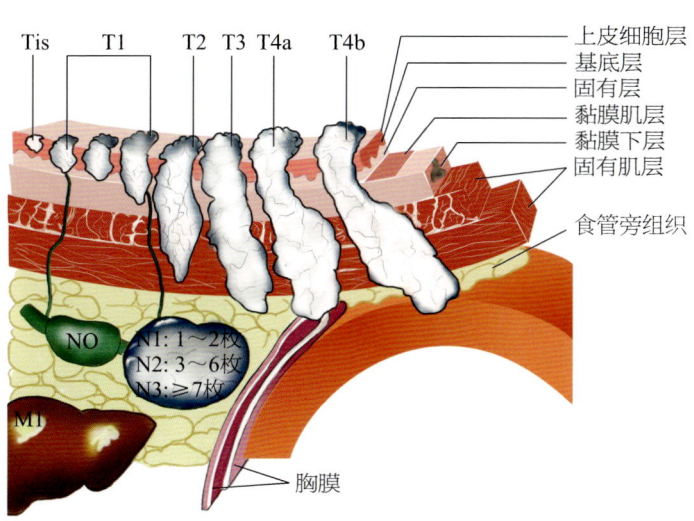

TNM 具体组合分期

淋巴结，同样，其后面的数字越大，说明已有食管癌转移的淋巴结数目就越多，如N0表示无区域淋巴结转移，N1指已有1~2个区域淋巴结转移，N2指已有3~6个区域淋巴结转移，而N3已涉及有7枚以上的淋巴结发生了转移；M（metastasis）则代表了肿瘤的远处转移情况，M0表示无转移，M1即表示有远处转移，比如肝转移。食管癌主要经淋巴途径转移，锁骨上与腹腔干淋巴结的侵犯也属于远处转移。

将原发肿瘤T、区域淋巴结N和远处转移M这三者的信息进行组合，便可归纳出具体的分期，从而指导制订相应的治疗方案。例如，对于Ⅰ期食管癌（T1N0M0），病变适合内镜治疗则首选内镜，否则行外科手术；而对于Ⅳ期食管癌（任何T任何N，M1），放化疗才是最合理的治疗手段。

表1 第7版食管非腺癌TNM分期

分期	T	N	M	分级	肿瘤部位
0	Tis（HGD）	N0	M0	1，X	任何
ⅠA	T1	N0	M0	1，X	任何
ⅠB	T1	N0	M0	2~3	任何
	T2~3	N0	M0	1，X	下部，X
ⅡA	T2~3	N0	M0	1，X	上部，中部
	T2~3	N0	M0	2~3	下部，X
ⅡB	T2~3	N0	M0	2~3	上部，中部
	T1~2	N1	M0	任何	任何
ⅢA	T1~2	N2	M0	任何	任何
	T3	N1	M0	任何	任何
	T4a	N0	M0	任何	任何
ⅢB	T3	N2	M0	任何	任何
ⅢC	T4a	N1~2	M0	任何	任何
	T4b	任何	M0	任何	任何
	任何	N3	M0	任何	任何
Ⅳ	任何	任何	M1	任何	任何

20 食管癌离我们远吗

食管癌在我国是一种十分常见的消化道恶性肿瘤,目前中国的食管癌发病率高达16.7/10万,在各类恶性肿瘤中居第5位,就诊时患者往往已处于中晚期,其5年生存率很低,不足30%;而全世界每年新发的食管癌与因食管癌死亡的患者中,有50%以上都是中国人。食管癌好发于中老年人群,中位发病年龄为65岁左右,男性多发,且不同地区间发病率差异大,特别是太行山、吕梁山延脉的河南、河北、山西交界区,以及附近迁徙人群较多的内蒙古、江苏、安徽一带发病率较高。另外,在四川、湖北、广东、福建也有高发区。

由此可见,食管癌并不少见,起病隐匿而且恶性程度很高,对人类生命与健康的危害极大。研究显示,吸烟、饮酒、喜吃热烫食物、食物过硬、进食过快、食用腌制或霉变食物(含有亚硝酸盐)等均是食管癌的高危因素。此外,遗传因素、人乳头瘤病毒HPV感染、锌等微量元素及维生素的缺乏、食管炎症与溃疡等疾患也与食管癌相关。这些危险因素如同导火线一样,一旦触发了癌症基因,那么食管癌的发生就难以避免。

而在这些危险因素中,很多都与我们的生活习惯息息相关,如果

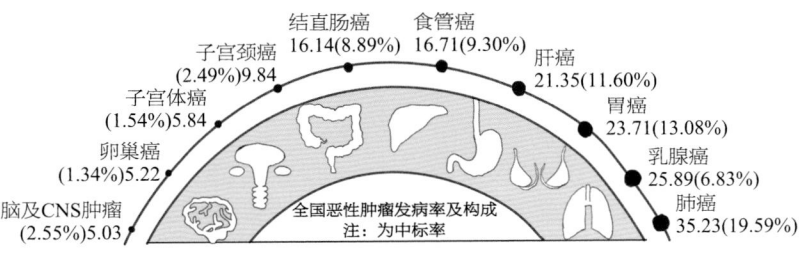

全国恶性肿瘤发病率及构成
注:为中标率

- 脑及CNS肿瘤 (2.55%)5.03
- 卵巢癌 (1.34%)5.22
- 子宫体癌 (1.54%)5.84
- 子宫颈癌 (2.49%)9.84
- 结直肠癌 16.14(8.89%)
- 食管癌 16.71(9.30%)
- 肝癌 21.35(11.60%)
- 胃癌 23.71(13.08%)
- 乳腺癌 25.89(6.83%)
- 肺癌 35.23(19.59%)

不提高警惕，不注意预防，经过不断的累积就会离食管癌更近一步。这就要求我们要做好早期预防，重视危险因素，提高心理警惕性，才能保持健康，远离食管癌。

为什么食管癌发现时多数是晚期

众所周知,当癌症的诊断被冠以"晚期"时,无论患者还是医生,对战胜病魔的信心都会大打折扣,疗效也不尽如人意。一般来说,癌症被发现时的分期越早治愈率就越高,越晚期预后越差。而不幸的是,食管癌被发现时大多数都已经是中晚期(进展期),其原因主要有以下几个方面。

首先,食管癌起病隐匿,发展过程是多因素、多步骤、多阶段的,早期时症状不够明显甚至可以没有任何症状,这种特点使得食管癌难以在早期阶段被人们发现,当出现明显不适症状时,往往已经发展到中晚期了。

再者,很多已有高风险因素或出现上消化道症状的人可能由于经济或工作上的原因,对自身的健康保护意识不够而不愿就医,不愿检查,认为应该是小病,吃吃药就好,从而导致小病拖成大病,最终后悔不已。

但是也有人说年年都在体检,为什么还是会出现一发现就是晚期的情况?这个原因可能就与所做的体检项目有一定关系。目前早期食

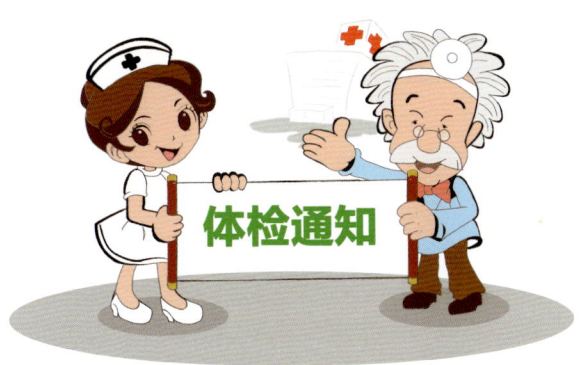

管癌是难以通过血检（肿瘤标志物）被发现的，食管钡餐造影、CT等检查也不易检出早期食管癌。相比之下，胃镜或食管镜检查可以进行较为有效与准确的诊断，不过这也要求医生检查时仔细认真，取活检要准、深、全，一定要避免漏诊（特别是食管上段）而不留隐患，正可谓"发现一例早癌，挽救一条生命，幸福一个家庭"。

因此，在就医条件不断改善与医学高度发达的今天，人们的健康意识与知识也应当提高，改善饮水质量、防霉去毒、改变不良生活习惯可以做到早期预防；就医不仅是为自己，也是为了家庭与社会的幸福。对于年龄大于 50 岁（高发区 40 岁以上）、家族有食管癌病史、有进食哽噎感、胸骨后疼痛等不适、存在长期吸烟饮酒等风险因素的人群，一定要定期检查与监测，而不再发生"十个癌症九个埋"的悲剧。

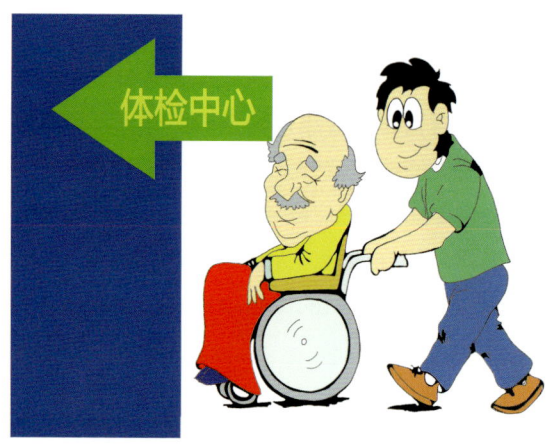

22 我国食管癌常见吗

食管癌是我国常见的消化道恶性肿瘤之一,其发病率和死亡率仅次于肺癌、结直肠癌、胃癌和肝癌,位居第5位,对人类健康造成严重的危害。食管癌的发病率在我国城市地区居所有恶性肿瘤的第6位,在农村地区居第2位,农村地区食管癌发病率是城市地区的2.13倍,死亡率是城市地区的2.08倍。全球每年食管癌发病为57.2万人,死亡50.8万人。我国食管癌每年发病30.7万人,死亡28.3万人。

食管鳞癌占食管癌的90%以上,手术是治疗食管癌的主要手段,但局部晚期食管癌患者单纯手术切除的5年生存率仅为20.64%~34.00%。全世界每年因食管癌死亡的患者中,约有一半是中国人,可能跟其他国家的人相比,国人更喜欢"趁热喝""趁热吃"。殊不知食管癌会专门盯着喜欢"趁热"的人!饮食过热会造成食管慢性灼

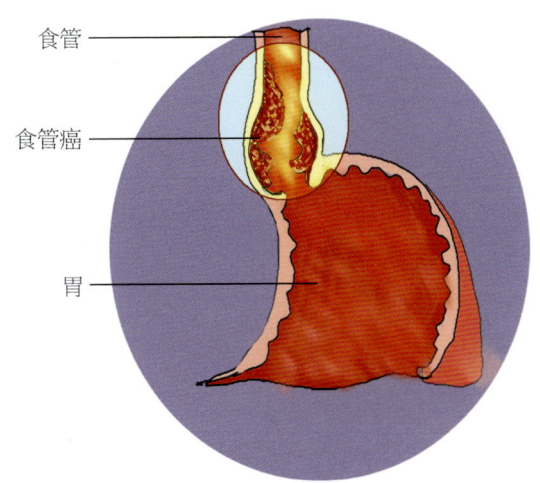

伤、黏膜上皮细胞受到持续反复的刺激,会出现大量形态、功能异常的异型细胞,这正是诱发食管癌的重要因素之一!其他引起食管癌的坏习惯包括经常吃腌制、霉变的食物、缺乏微量元素、吸烟、饮酒、过量吃辣及咀嚼槟榔等。

食管癌会遗传吗

癌症是影响现代人身体健康的重要恶性疾病,其难治愈和预后差的特点使得人人"谈癌色变"。经常有人问医生,我家"外婆""阿姨"还有谁谁谁得了食管癌,那我得食管癌的概率大不大呀?

国内外长期的研究发现,在同一个家族内,食管癌可在同一代或连续2~3代内发生。根据我国部分食管癌高发区的调查,食管癌患者有家族史的占24%~61%,在有家族史患者中,父系为主(即如父亲患有食管癌,则下一代患食管癌的风险变大),母系次之,旁系最少。食管癌移民流行病学研究显示,居民由高发地区移向低发地区后,食管癌仍保持相对高发,但定居2~3代后,后代发病率明显下降。食管癌这种明显的家族聚集现象,究竟是遗传所致,还是由于共同的生活环境所引起,目前亦尚未有定论。

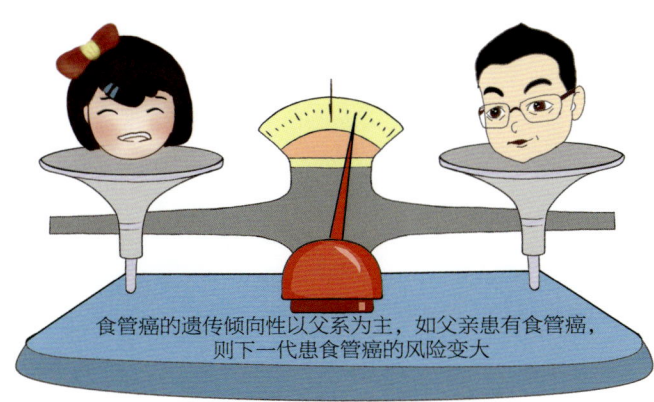

食管癌的遗传倾向性以父系为主,如父亲患有食管癌,则下一代患食管癌的风险变大

食管癌的发生与多种因素相关,如种族、地域、生活环境、饮食生活习惯、遗传易感性等。所以我们认为遗传在食管癌的发生上可能

不起决定作用，而遗传的易感性，可能会增加食管对环境致癌物的敏感性，在致癌物的作用下促进食管癌的发生。因此，并非食管癌都会遗传，有食管癌家族史的人一方面要认识到自己虽然可能因遗传而患上食管癌，但并不意味着一定会得食管癌，应避免不必要的恐惧；另一方面要更加注意防癌，争取做到早发现、早诊断和早治疗。

24 食管癌发生男女有别吗

食管癌是常见的消化道肿瘤之一，我国是世界上食管癌高发地区之一，每年平均病死二十余万人。食管癌多发生于中老年人，30岁以前发病率很低，30岁以后随年龄增加其发病率不断增高。我国食管癌男女合计平均年龄为64岁，80%在50岁以后发病。城市地区男性食管癌发病率在45岁开始升高，80岁达到高峰，女性年龄发病率在50岁开始上升，80岁达到高峰。农村地区发病率较城市发病率相似，且40岁后发病率高于城市。我们常说男女平等，但在食管癌的发病率中，男女发病率是否也平等呢？

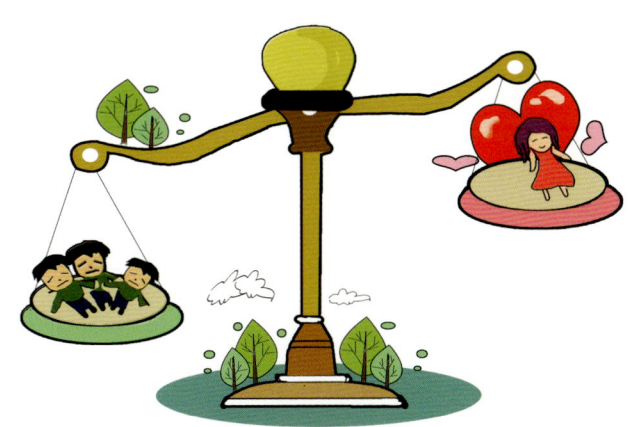

食管癌男女发病比例，男高女低

调查显示我国食管癌的发病率男性多于女性，男女发病率比例约为2∶1~3∶1。国内外男女发病率大致相同，高发区男女比例差别小，低发区男女比例差别大。食管癌的人群分布与年龄、性别、职业、种族、地域、生活环境、饮食生活习惯、遗传易感性等有一定关系。研究发现，吸烟者中食管鳞癌患病率较不吸烟者高，饮高度酒患癌的风险增加，常酗酒者食管癌的发生率是普通人群的 25~30 倍，若一个人既吸烟又饮酒，则食管癌发生的可能性还会增高。总体来说，食管癌的病因复杂，内部因素和外部因素共同促进了食管癌的发生。而两性中食管癌发病率的差异可能与男女接触致癌物的种类不同，接触的量不同，对致癌物的敏感性不一有关。高发地区或许因致癌物浓度较高，使食管癌发病率在两性中差别较小。

我国哪些地区食管癌高发

2014年全国32个肿瘤登记中心收集汇总资料发现,河南、河北、山西、山东泰山、山东济宁、山东菏泽、安徽、江苏苏北等地区的太行山脉一带是我国传统的食管癌高发区域;其他高发地区与中原移民有关,包括四川南充、四川盐亭、广东汕头、福建、新疆、江苏、甘肃和安徽。我国中部地区食管癌发病率、死亡率相对较高,与食管癌高发区的分布有一定关系。老家是这些地方的朋友需要注意,因为高发区的居民移居到低发区后,食管癌仍然保持相对高发,可高于当地居民5~8倍。

我国高发地区90%以上的食管癌为鳞状细胞癌,其发生与吸烟、营养元素缺乏、喜烫食等因素有关;在我国食管癌高发区,主要致癌的危险因素是致癌性亚硝胺及其前体和某些真菌及其毒素;食管腺癌的主要危险因素包括胃食管反流和巴雷特(Barrett)食管。我国食管癌发病率最高的为河北省磁县,其次是江苏省扬中市和山西省阳

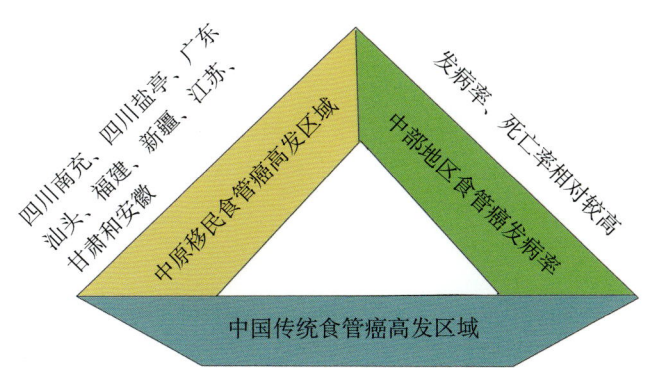

河南、河北、山西、山东泰山、
山东济宁、山东菏泽、安徽、
江苏苏北等地区的太行山脉一带

城县。食管癌死亡率最高的是扬中市，其次为磁县和阳城县。

食管癌是威胁我国居民生命健康的主要消化道恶性肿瘤之一，胃镜检查是诊断食管肿瘤切实有效的方法。患者如有恶心、呕吐、腹痛或进食困难时应尽早行胃镜检查，了解有无消化道肿瘤病变。高危地区有食管癌家族史的人群，更应定期复查胃镜，头脑里要有预防这根弦。

食管癌能治好吗，得了食管癌能活多久

食管癌是常见的恶性肿瘤之一，我国属于食管癌高发地区，食管癌的发病率和死亡率其实都非常高，据报道，在我国城市居民恶性肿瘤中食管癌死亡率居第四位，农村为第三位。现在人们谈癌色变，认为得了癌症就意味着死亡，其实不然。那么食管癌能治好吗？得了食管癌究竟能活多久呢？其实这要根据具体病情而定，很难一概而论。

食管癌在早期常没有特殊的症状，直到引起食管狭窄时才会出现进食哽噎、吞咽困难、呕吐等症状，所以往往确诊时已经是中晚期了，治疗效果相对较差。目前针对中晚期食管癌的治疗方法主要是手术、放疗、化疗以及靶向治疗等。近年来，随着消化道内镜技术的发展，已经可以发现很早期的食管癌，并在内镜下切除病灶，不用开刀切除食管，例如采用内镜黏膜下剥离术（ESD）可以完整切除局限在

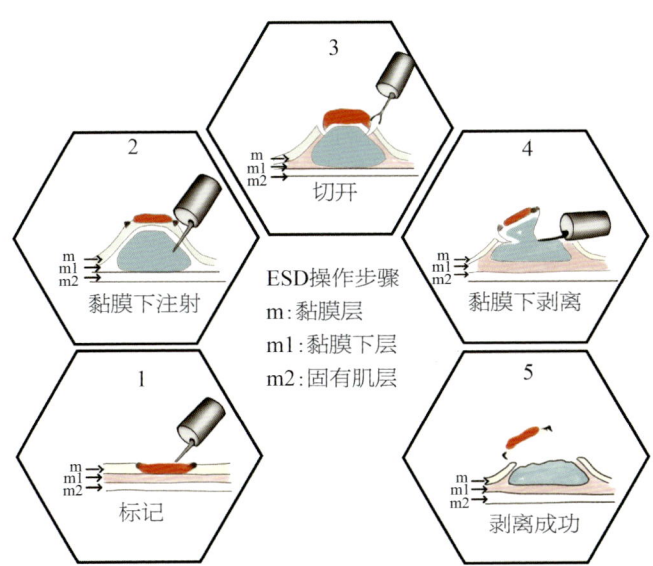

黏膜内的早期食管癌，避免了手术和放化疗的痛苦，保留了食管的功能，同时疗效非常好，5年生存率达到90%以上。所以如果能做到早期发现、早期诊断、早期治疗，是可以有效控制食管癌、显著延长生命的，部分患者甚至能完全治愈。即使是食管癌中晚期病人，只要保持乐观的心态，积极配合医生的治疗，采用正确的治疗方法，也是有可能提高生存率和长期带瘤生存的。

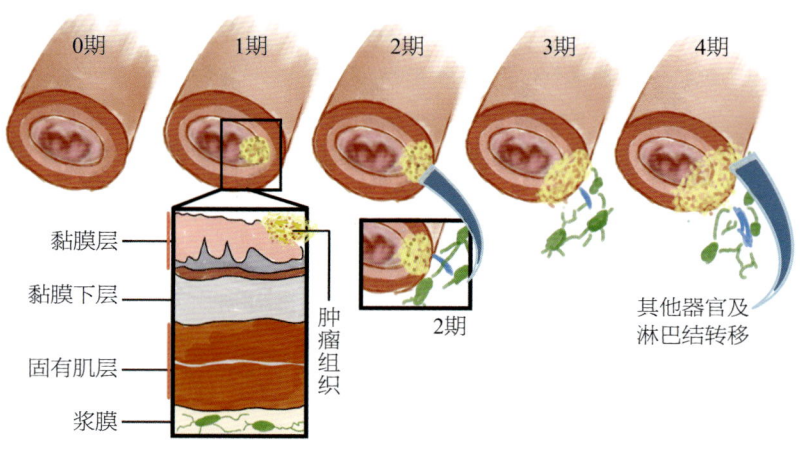

食管癌分期

基因检测对食管癌的防治有帮助吗

目前的观点认为食管癌是一种由多重因素共同作用所导致的疾病，胃食管反流病、吸烟、进食含有亚硝胺的腌制类食物等都是引起食管癌的危险因素。除此之外，食管癌的发生也与基因突变有关，呈现一定的家族遗传性。有研究对中国食管癌患者的组织样本进行检测，发现存在 TP53、PIK3CA、FBXW7 和 K-ras 等基因突变。其他研究也发现一些可以用于区分食管癌早期和晚期的基因，如 TP53 基因存在于具有癌症早期信号的病患中，而另一种基因 SMAD4 只在癌症被确认的样本中发生突变。由此可见，基因检测对于食管癌的早期

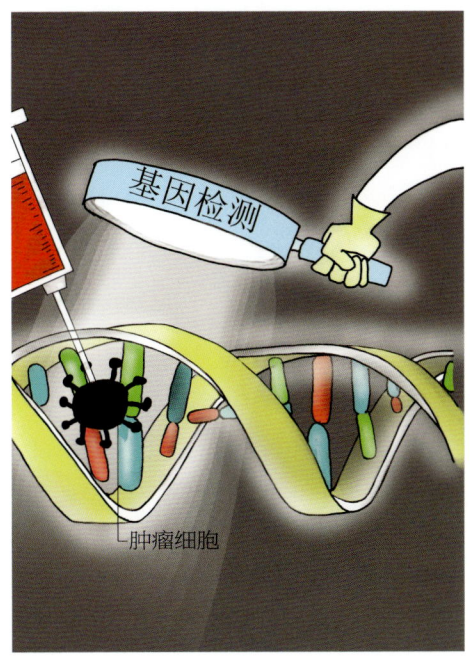

诊断有一定的价值，可以在还没有出现明显临床症状的时候预测患癌的风险，并进行针对性的检查来达到早诊、早治的目的。具有食管癌或其他癌症遗传性家族史的人是最需要做基因检测的，可以知道自己是不是携带有遗传食管癌的基因。不过目前关于食管癌突变基因的报道很多，还没有形成定论，不同公司的产品检测的基因数目和种类也不尽相同，检测的结果只能代表可能患癌的概率，不代表一定会患癌，对此人们应当理性客观地看待。

除了诊断之外，基因检测对于食管癌的治疗也有一定的指导意义。临床上有很多治疗恶性肿瘤的分子靶向药物，虽然目前没有对应食管癌特别有效的靶向药物，但是通过基因检测可以判断食管癌患者是否存在某个基因突变，并选择针对该基因突变的靶向药物。常见的针对分子靶向药物的基因检测有 EGFR、HER2、VEGFR2、PD-L1 等。

早期预防

如何预防食管癌

食管癌的发生是多种因素共同作用的结果，常见的危险因素包括以下几种，如胃食管反流病，喜食腌制类食品，真菌感染，缺乏某些微量元素如钼、铁、锌、氟、硒等和缺乏维生素 A、维生素 B_2、维生素 C 等，吸烟嗜酒，进热食、热饮、硬食或进食过快等。因此，预防食管癌要针对这些危险因素来进行。

首先要改变饮食习惯，不吃过烫、过硬、过于粗糙的食物，进食时细嚼慢咽，避免进食过快，避免误吞鱼刺、禽畜骨头等，不饮或少饮烈性酒等。

其次要注意膳食营养和卫生，多进食蔬菜、水果等富含维生素的食物，不吃或少吃腌制类烧烤类煎炸类等垃圾食品，不吃发霉的食品，也要避免挑食，注意营养均衡，适当摄入肉类、鱼、虾等，注意补充微量元素。

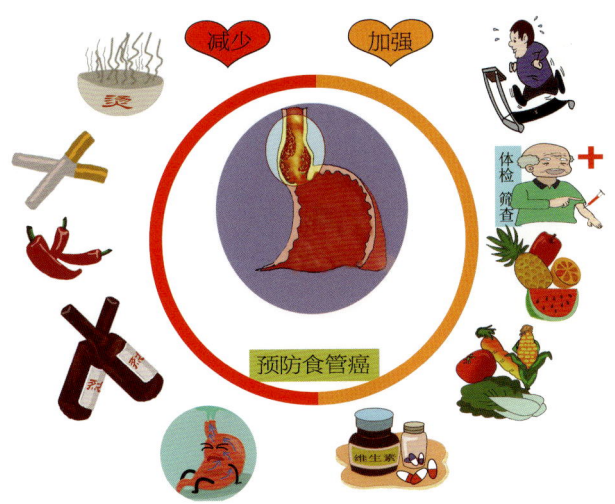

第三要积极治疗或控制胃食管反流，避免蹲食、过饱饮食、肥胖、腰带过紧等可能引起胃酸反流的因素，合理选择抗胃食管反流的治疗药物，必要时可以考虑抗反流手术，减轻胃酸对食管的长期慢性损伤。

最后，即使做到上述这些，仍然不能完全避免发生食管癌，因此要注意健康体检，通过基因检测、肿瘤标志物筛查、胃镜检查等多重手段，实现食管癌的早发现、早诊断、早治疗。

哪些人是食管癌的高危人群

45~65岁的中老年人，其发病机会最大，是食管癌的高发年龄。

有不良生活和饮食习惯的人，如吸烟、嗜酒，或者爱吃腌制、熏制、油炸、烧烤食物，缺乏维生素摄入的人群容易得食管癌。

有消化系统症状的人群，因为不良因素长期刺激食管，使食管黏膜存在长期的慢性炎性损伤，细胞在增殖过程中受到致癌物质的影响而发生癌变，因此有消化道症状的人其发病风险会比一般人高。

长期接触致癌物的人群，我国食管癌的主要致癌因素是致癌性亚硝胺和真菌毒素，这些致癌物广泛暴露于高发区居民的生活环境中。

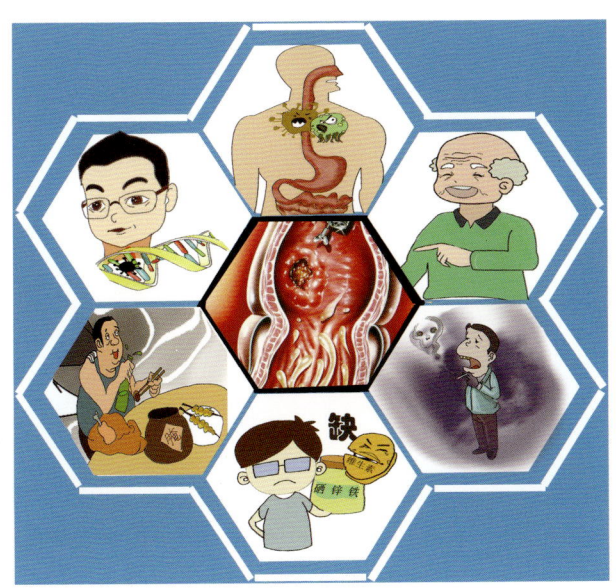

有食管癌家族史的人，食管癌有一定的家族聚集现象，发病风险要比常人高出许多。

患有食管癌前病变，如食管上皮异型增生者，重度异型增生会更严重。另外，食管癌前疾病有贲门失弛缓症、食管憩室、食管裂孔疝和食管化学烧伤等。

30 多吃蔬菜水果可以降低食管癌的风险吗

水果和蔬菜摄入与人体健康之间的关系于 2002 年已得到世界卫生组织和联合国农粮（FAO）的证实，并随之在全球范围内推广水果和蔬菜摄入，建议每人每天至少摄入 400～500 g 水果或蔬菜（不包括土豆和马铃薯的块茎）。大量的研究结果表明足量有规律地摄入新鲜水果和蔬菜，可以有效预防一些常见慢性非传染性疾病的发生，尤其是心脑血管疾病和部分肿瘤。

维生素与微量元素很多都是来源于新鲜的蔬菜和水果，而维生素缺乏会导致细胞增生紊乱和癌变。研究证实，维生素缺乏，特别是核黄素、维生素 A 中间代谢产物维甲酸和叶酸缺乏，是导致国内食管癌高发的因素之一。某些微量元素缺乏，如缺锌可以使体内多种酶活性降低或丧失，机体免疫功能下降，细胞凋亡受阻，进而导致食管癌易

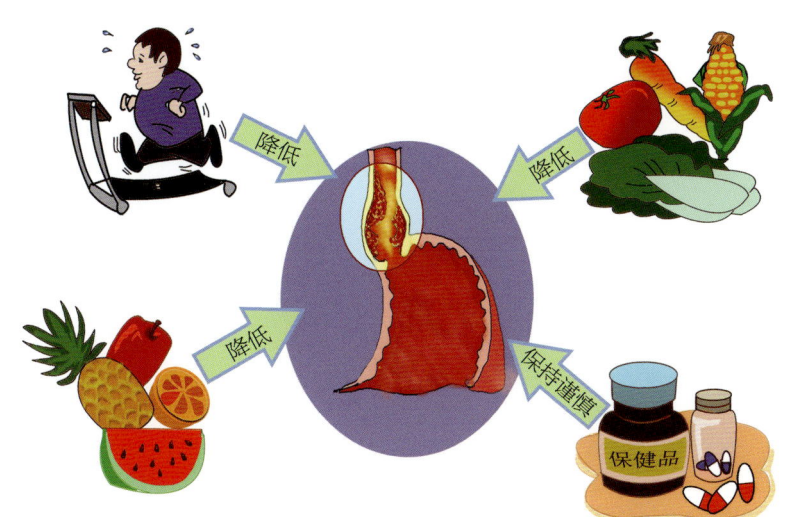

感性增高。钼是硝酸盐还原酶及一些氧化酶的结构成分，缺钼时植物中硝酸盐积累，在一定条件下会促进亚硝酸胺致癌物的生成，进而引发食管癌。钼的抑癌作用已被多位学者证实，流行病学调查显示食管癌高发人群中血清钼、发钼、尿钼及食管癌组织中的钼都低于正常。目前认为摄入新鲜水果、蔬菜可明显降低食管鳞癌的发病风险。葱蒜类蔬菜、胡萝卜、绿色蔬菜、十字花科类蔬菜（如西兰花、大白菜、油菜、芥菜等）均有防癌作用。

运动能降低食管癌的风险吗

俗语"铁不冶炼不成钢,人不运动不健康"充分说明了运动与健康的关系,现如今国家亦大力提倡全民健身,那么运动是否可以降低患食管癌的风险呢?

《世界公共卫生建议及健康促进活动》向全世界推荐的三项行之有效的肿瘤预防措施分别为饮食调整、控制烟草、体力活动。最新研究显示体力活动可以显著降低食管癌、胃癌的发病率,认为通过体力活动可以减少全世界的胃癌及食管癌负担。有研究者观察到积极活动的患者中食管腺癌的风险降低了32%,积极进行体力活动者比不进行体力活动者患食管癌的整体风险降低19%。随着饮食习惯的改变及生活水平的提高,肥胖似乎变成了一种具有传染性的"超级病菌",有专家预测,肥胖可能成为21世纪的头号杀手,成为仅次于吸烟的第二个可预防的致死性危险因素。肥胖可使腹内压增高,引起胃食管反流,频发的反流反复刺激食管黏膜而导致食管上皮细胞的慢性损伤,

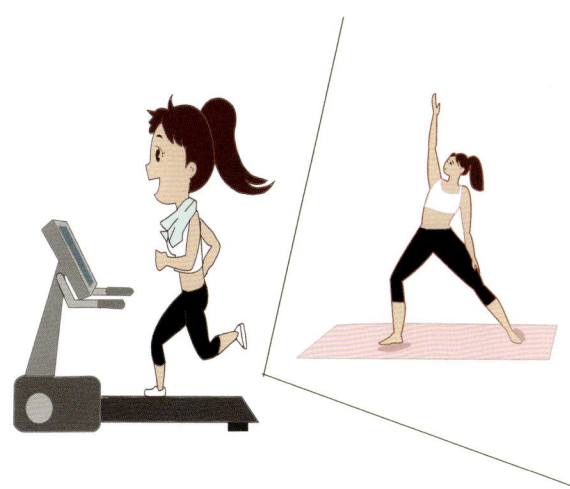

引起 Barrett 食管，而后者是食管腺癌的癌前病变。肥胖的人体内脂肪代谢活跃，可产生多种化合物，如胰岛素样生长因子和瘦素，已证明与恶性肿瘤有关。因此，保持正常体重、合理膳食、参加适当的体力活动可使发生食管癌的危险性降低。

中医、保健品可以预防食管癌吗

目前癌症已成为现代社会的常见病及多发病，人们普遍谈癌色变，在大部分癌症面前，人类也只不过是一只任由摆布的蝼蚁而已。公众有抗癌防癌的心理需求又找不到可信的防癌科普，这时候某些不法商家就利用大家普遍恐癌的心理，夸大各类保健品的抗癌作用，宣称没有它不能防的癌症。亦有一部分人相信各种民间"偏方"及"防癌秘方"，那中医、保健品是否真的可以预防食管癌呢？

食管癌是由食管黏膜的正常上皮细胞受体内外各种因素刺激，逐渐演变为癌。一般来说，从食管上皮重度增生发展成癌需数年之久，预防食管癌首先是不吃霉变食物，改善不良生活习惯，调整饮食习惯，不吃过热食物，不食粗糙过硬食物，多吃新鲜粮食、蔬菜和水果，不吸烟等。研究显示应用中西药和维生素 B_2 可治疗食管上皮增生，以阻断癌变过程。有研究显示，我国研发的抗癌乙片（山豆根、败酱草、白鲜皮、黄药子、夏枯草、草河车 6 味中药组成）可有效治疗食管重度增生，降低食管癌变率。所以中药可能有一定预防食管癌的作用，但目前各种食管相关疾病仍需要密切观察和积极治疗。保健品成分主要是维生素、矿物质及一些提取物等，里面可能会含有某些抗癌成分，但不能寄希望于简单地靠吃这些保健品去防癌，含抗癌成分不等于吃了这个东西就可以防癌，不要相信什么"肯定有效""包治百癌"诸如此类的宣传，对保健品应当保持谨慎的态度。

33 吸烟会增加患食管癌的风险吗

每一盒烟上都印着：吸烟有害健康；每一处公共场所都有一句名言：禁止吸烟。十四世纪发现新大陆的哥伦布怎么也不会想到，600余年后的今天，当年由他传播回西班牙的印第安人祭祀吸烟习俗会在全球成为一种奇怪的潮流现象：被全世界禁止，又在全世界风行。

目前世界卫生组织194个成员中的180个已经签约加入《烟草控制框架公约》，覆盖全球90%以上的人口，吸烟何以得到全世界政府如此特殊的"关照"？全因自身杀伤力出众！香烟在燃烧过程中可以释放4 000种有毒有害的物质，其中已经证实与肿瘤形成相关的成分超过100种，其燃烧过程中产生的尼古丁、N‐亚硝胺类、多环芳烃类如苯并芘等是重要的致癌物质，可以导致DNA分子片段损伤、抑癌基因突变、染色体畸变等分子生物学变化，进而导致细胞凋亡紊乱、黏膜异常增生、组织癌变、肿瘤浸润转移等恶性生物学事件的发生进展。

食管鳞癌占食管癌的90%以上。在吸烟者中，食管鳞癌患病率

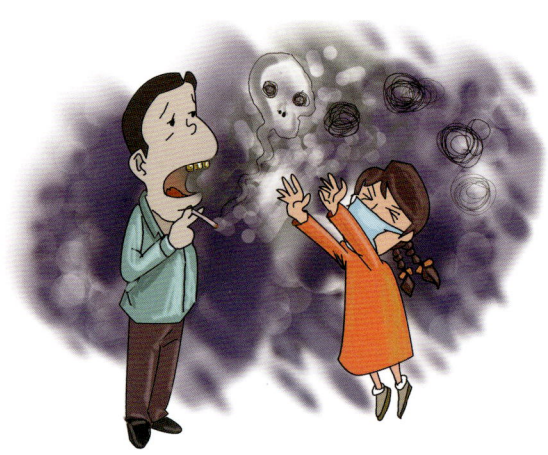

较不吸烟者高5~10倍以上，而且开始吸烟的年龄越小，烟龄越长，食管鳞癌的发生时间越早，生存期越短。

城门失火，殃及池鱼，侧流烟也就是二手烟的危害更加有过之而无不及，其中一氧化碳、烟碱和强致癌性的苯并芘、亚硝胺的含量远超主流烟，增加了被动吸烟人群的患癌风险；同时吸烟导致的基因损伤、产生的遗传毒性也会被带入到下一代的身上。一个小家习惯了烟云缭绕，燃烧的是整个家庭的健康和希望；整个民族习惯了吞云吐雾，"东亚病夫"的名号势必再回头上。禁烟防癌，刻不容缓！

34

饮酒会增加患食管癌的风险吗

"葡萄美酒夜光杯,欲饮琵琶马上催,醉卧沙场君莫笑,古来征战几人回"的豪放千百年为人津津乐道,酒文化长盛不衰;酒能助兴,也能壮胆;酒能让人杀敌一千,也能让人自损八百。

一杯酒下肚以后,无论是红黄白啤,潜伏着的酒精(乙醇)便开始了它的"革命之路"。首先乙醇敢死队在我们的食管黏膜表面排兵布阵,凭借良好的脂溶性一路开始烧杀抢掠,破坏我们的黏膜层,渗透进我们的上皮组织,造成第一轮的破坏。其次乙醇大部队被消化道吸收后进入肝脏,由肝脏的乙醇脱氢酶代谢为乙醛,完成了自身的整编升级,进化为精英部队:乙醛大军。乙醛大军可以直接损伤我们的DNA链、诱导基因突变、攻击细胞内部各种蛋白质、酶等,导致全身各部位的损伤和慢性炎症状态。长时间的持久战则会瓦解免疫防线,导致癌变。我们脆弱的食管便是容易被攻陷的最前线之一。乙醛大军的宿敌是我们肝脏的乙醛脱氢酶,它能将乙醛代谢为乙酸,化"敌军"为"良民"。然而遗憾的是我国饮酒脸红一族多有乙醛脱氢酶基因缺陷,对乙醛的代谢能力、基因修复能力不足,就特别容易受到酒精和乙醛的伤害。

酒精只要进入身体就会对我们自身发动战争,因此获得国际一级致癌物的头衔一点也不冤枉。饮酒对身体的伤害是很难制定安全限量的,食管癌发病风险会随饮酒量的增加明显上升,每多喝一点,伤害就增加一分。饮酒明确增加食管癌患病风险,尤其是长期酗酒、超量饮酒的人群,小酌怡情只是借口,大小酌均可伤身,控酒防癌,打好健康攻坚战。

食用热烫、粗糙的食物会增加患食管癌的风险吗

寒冬腊月，最暖心的莫过于忙碌一天后一顿热气腾腾的火锅，又或是奔波回家后一盘刚出锅的饺子，耳边还往往萦绕这么一句话：趁热吃，凉了就不好吃了。但热了……就该吃吗？

作为传统的饮食观念，烫食、热水都被认为具有一定的"驱寒"功效而被发扬光大，同时生活工作节奏的加快让"简单扒几口饭"成为我们生活的常态。但当我们听说国际癌症研究机构已经把超过 65 ℃ 的热饮列入 2A 类致癌物名单时，恐怕就没有这么乐观淡定了。当然，这些话很容易被大家误解成喝热水、吃饭快致癌这样耸人听闻的论调，因此理解高温、粗糙饮食到底怎样对食管黏膜造成损伤和进一步癌变非常重要。

我们口腔及食管覆盖着娇嫩的黏膜，表面温度多在 37 ℃ 左右，

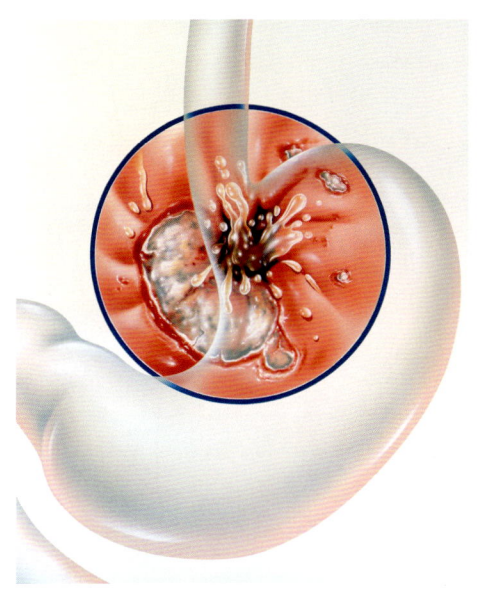

过高的进食温度（>65 ℃）会直接导致食管黏膜灼伤，粗糙的食物与黏膜剧烈摩擦也可导致黏膜损伤。由于食管黏膜表面血液循环非常丰富，损伤组织会及时脱落、增生，修复如初。但对长期喜吃烫食、粗糙食物的人来说，食管黏膜在不断高温及粗糙食物的"蹂躏"下，反复进行着上皮损伤、修复、再生过程，黏膜上皮细胞受到持续反复的物理刺激，直至出现大量形态、功能异常的异型细胞。如果慢性损伤未能控制，该过程会反复进展直至癌变。同时由于食管上皮对热刺激反应相对迟钝，增厚黏膜进一步降低对温度的感受能力，很多患者早期感受不到症状，直至癌肿增大，患者感到吞咽困难或有异物感才来就诊，此时往往病情已经进入到晚期阶段，丧失了早期诊疗机会，抱憾终生。

因此，避免进食过烫、粗糙的食物可以减少食管上皮损伤，降低患食管癌的风险，所以以后每当我们遇到热茶、热水、烧烤、火锅时，还是提醒大家莫贪口欲之快，心里想一想，吃前凉一凉，喝前吹一吹，小口嚼一嚼，这样才能离食管癌最终远一点，吃得放心点。

36 长期咀嚼槟榔会增加患食管癌的风险吗

槟榔原产于马来西亚，我国主要分布在云南、海南及台湾等热带地区。槟榔自古以来便是重要的中药材，主要的功效是"驱虫、消积、下气、行水"，属驱虫药。在我国南方也常作为一种咀嚼嗜好品受到大家追捧，在部分地区见面互敬槟榔甚至已经成为一种习俗。槟榔何以如此风靡？源于人们咀嚼槟榔块后会自觉兴奋发热、产生欣快感，并有一定的成瘾性，使每位爱好者欲罢不能。但槟榔真的值得让人们如此"流连忘返"吗？

槟榔果早在2003年即被国际癌症研究中心认定为一级致癌物。2017年，国家食药监总局发布了致癌物完整清单，槟榔果也"光荣上榜"。槟榔块被咀嚼时会释放出大量生物碱、槟榔鞣质、特异性亚硝胺和活性氧等强烈的致癌物。这些活性成分和代谢产物混合唾液形成的槟榔咀嚼汁液有强烈的细胞毒性，会诱导黏膜上皮细胞凋亡，产生慢性炎症。目前咀嚼槟榔是导致口腔黏膜纤维化的最主要原因。黏膜纤维化作为一种癌前病变，经过长期慢性病理变化即可产生癌变。同理，吞咽下去的槟榔咀嚼汁液也会和食管黏膜密切接触，富含致癌物的汁液持久"冲刷浸泡"脆弱的食管黏膜上皮，反复刺激产生长期慢性炎症损伤，继而诱导食管上皮异型增生，食管癌发病风险随即增加。

而俗语称"槟榔加烟，法力无边"，尝试戒烟的烟民如果找到槟榔这个替代物，则基本可以宣告计划失败。吸烟时产生的尼古丁会和槟榔碱等活性成分产生强大的协同作用，不但增加精神依赖性，而且提高细胞毒性反应，加重黏膜慢性损伤，增加癌变概率。

槟榔，这种让人欲罢不能的"初级毒品"，严重侵蚀着人们的身心健康。现在是时候对这种口欲之物宣战了。

37

哪些食物长期食用会增加患食管癌的风险

饮食习惯对食管癌的发生有着重要的影响。那么哪些不良的饮食习惯可能会诱发食管癌呢？

(1) 长期过量食用红肉、加工肉类和腌制食物

红肉，是指猪牛羊马等大型畜类的肌肉组织，人们为了方便保存，经常使用腌制、烟熏等方法对其进行加工。添加了硝酸盐和亚硝酸盐的加工肉食品，已经被世界卫生组织列为"一类致癌物质"。红肉及加工肉中含大量亚铁血红素、杂环胺、多环芳香烃和亚硝胺类物质；腌制食物中含有大量的亚硝胺类物质，这些物质都有较强的致癌作用。自20世纪70年代以来，在我国中北部地区食管癌的发病率极高，早期的调查研究发现这些高发地区的居民平时极其喜欢进食腌制的蔬菜和肉类，食物中硝酸盐和亚硝酸盐的含量均较高，水源也有被硝态氮污染的情况发生。减少或避免亚硝胺等致癌化学物质的摄入，就要尽可能少吃红肉、腌制的肉食品和腌菜等。

(2) 长期食用霉变食物和未处理的水源

我们都或多或少地知道发霉的粮食会产生毒素，可能会导致肝癌的发生。而霉变食物同样也是诱发食管癌的因素之一。粮食收割、贮藏时易被霉菌污染；食用油久存，易被黄曲霉菌污染；蔬菜保管不好会长白霉菌。虽说现在家家户户生活水平都提高了，但仍然会有在不经意的情况下食物被霉菌污染的情况发生。调查还发现高发地区井水中存在高浓度的硝态氮，居民在早期还有饮用未经处理的井水、沟塘水等不洁水的陋习，这些水中存在大量的霉菌和毒素。长期进食这些含有霉菌毒素的水和食物在一定程度上增加了患食管癌的风险。

(3) 摄入新鲜蔬菜水果过少

研究表明食物中微量元素硒、锌、叶酸和维生素 A、维生素 C、维生素 E、维生素 B_2 和维生素 B_{12} 的缺乏与食管癌风险增加有关。而进食新鲜蔬菜水果和合理的体重控制在食管癌的发展中具有一定保护性作用。合理膳食，从新鲜蔬菜水果等食物中摄入适量的微量元素和维生素，能维护人体健康，也是预防食管癌的好习惯。

(4) 频繁食用过烫和过于粗糙的食物

过烫、过于粗糙的食物在通过食管，接触黏膜时，会烫伤食管黏膜上皮，使黏膜上皮发生破损、溃烂、出血等。长期、频繁地进食过烫、过于粗糙的食物，导致食管黏膜的不断损伤，会导致慢性食管炎和食管上皮增生，这些都是食管上皮向恶性转化的早期变化。同时，不要狼吞虎咽，不要吃饭菜速度过快，避免误吞鱼刺、禽畜肉骨头等。这些硬性的骨刺，会刺破食管壁，创口一时难愈，加上食物和反流胃酸对食管黏膜的反复刺激，同样会增加患食管癌的风险。

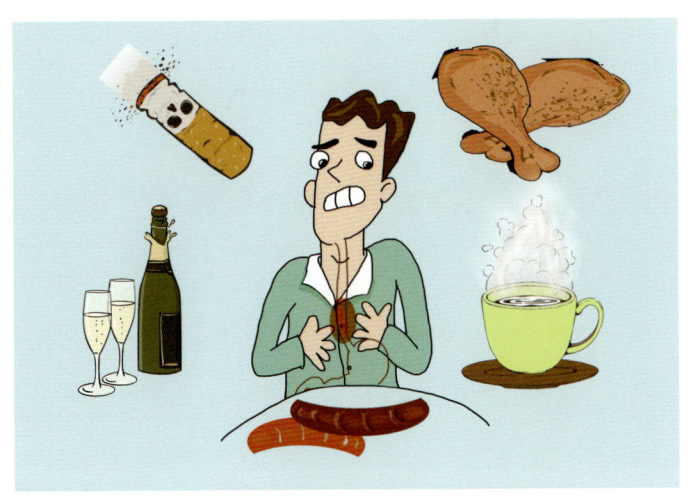

(5) 吸烟、饮酒

吸烟、饮酒同样是食管癌的危险因素。由于酒精代谢产生的乙醛是一种致癌物质，而中国人群由于基因的特异性，约40%对乙醛的解毒能力差，因此，中重度饮酒的中国人群患食管癌大幅度增加。而吸烟可能协同饮酒一起促进肿瘤的发生、发展。

总之，只要我们在日常生活中能够加以注意，避免上述不良饮食习惯就能够在一定程度上预防食管癌。此外，加强身体锻炼，控制体重，提高身体素质也很重要。一旦出现不适则应该及时到医院就诊，越早治疗越有希望痊愈。

长期蹲食会增加食管癌的发生风险吗

在关中地区，我们经常会发现，在吃饭的时候，房前屋后、村头树下，大人小孩都喜欢蹲着吃饭，这被称为"八大怪"之一。现代社会，由于某些职业工作环境的限制，一些人只能选择在马路边蹲着进食。那么这种饮食姿势是否有害呢？是否会增加食管癌的风险呢？其实，这是一种不良的饮食习惯，不仅会影响胃肠对食物的消化，而且还容易使食物受到不同程度的污染，造成"病从口入"。蹲着时，腹腔内压力增加，进食后食物通过贲门进入胃就会受到阻力，相应地，食管就要增加蠕动和压力来输送食团。食物与食管产生的摩擦力使食管壁损伤，长此以往容易癌变。

蹲着吃饭，腹部受到挤压，除胃肠不能正常蠕动外，还会使胃肠中气体不能上下畅通，造成上腹胀，影响食物的消化吸收。同时，由于腹部和下肢长时间受压迫，全身血液循环不畅，影响对胃的血供，

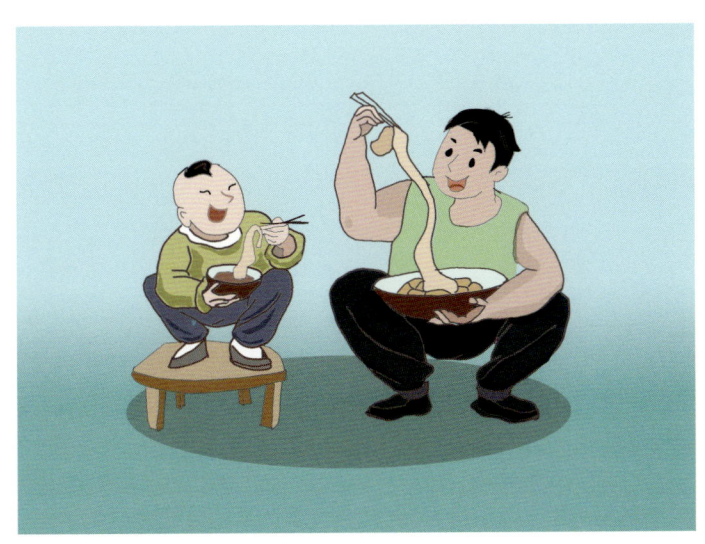

就会直接减弱胃的消化功能，容易引起消化功能失调，诱发消化道溃疡。如果坐在高凳子上吃饭，腹部肌肉松弛，血液循环通畅，胃肠功能有规律地正常工作，对消化食物是非常有利的。

此外，蹲着吃饭，把碗碟放在地面上，人们走来走去或遇刮风时，都会把尘土扬起来落到饭菜上，尘土中的细菌、病毒、寄生虫卵等便会污染食物，极易引起疾病，而清洁卫生的饮食环境则会减少患消化道疾病的风险。

蹲食这种饮食姿势是否会增加食管癌的风险呢？目前，国内外还没有相关的高质量的研究报道。但是，从卫生保健角度来讲，蹲着吃饭这种不良习惯应该纠正。

长期反酸会增加食管癌的发生风险吗

反酸是指胃内容物经食管反流达口咽部,口腔感觉到酸性物质。多由于胃贲门功能不全和胃功能障碍逆蠕动所致。如果反酸反复发生或长期存在,则称之为病理性反酸,可由胃食管反流病等疾病导致。长期反酸会不会导致食管癌发生的风险增加呢?

(1) 胃食管反流病

反酸的主要疾病是胃食管反流病,是指胃十二指肠内容物反流进入食管引起的临床表现和病理变化。如不及时治疗,胃十二指肠反流物会持续性刺激食管黏膜,导致黏膜损伤,可以引起更为严重的并发症,如食管糜烂、溃疡、出血,食管狭窄,Barrett食管,甚至引发食管癌。多项国际研究表明,有症状的胃食管反流病是食管腺癌的高危因素之一,而且就算进行了抗反流手术也无法阻止食管腺癌的后期进展。

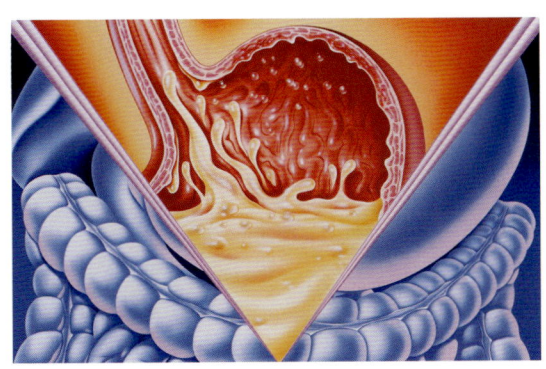

(2) Barrett食管

Barrett食管是胃食管反流病的一种严重并发症。在胃食管反流患者中，只有10%发展为Barrett食管。它是指一种食管下段的鳞状上皮被柱状上皮覆盖的病理变化，其食管腺癌的发生率比正常人高10~20倍。每年约有0.5%的Barrett食管患者进展成食管腺癌。

(3) 导致胃食管反流的其他因素

除了胃食管反流病本身，其诱发因素也可能或多或少地影响食管癌的发生。长期吸烟、饮酒除了是食管癌的危险因素外，也能诱发胃食管反流病，增加反酸的发生率；肥胖也是食管腺癌的重要危险因素，研究表明肥胖显著增加胃食管反流发病率，进而推进食管腺癌癌前病变进程。与 BMI < 25 kg/m^2 的人群相比，BMI ≥ 40 kg/m^2 的人群患食管腺癌的风险可增加4倍以上；体质指数（BMI）= 体重（kg）÷[身高（m）]^2；还有研究表明，使用降低食管下括约肌功能的药物（如三环类抗抑郁药）可能通过促进胃食管反流导致Barrett食管的发生、发展，进而增加食管腺癌总体发病率。

因此，我们可以得出结论，长期反酸可能增加患食管癌的风险，而针对反酸病因的早诊、早治，能够很好地防范疾病的发生。

食管裂孔疝患者患食管癌的风险比一般人群高吗

食管裂孔疝指由于各种原因引起腹腔内脏或组织（主要是胃）通过膈肌食管裂孔或膈食管间隙进入胸腔的病变。在临床上，常见的两种为滑动性食管裂孔疝和食管旁食管裂孔疝，前者指在腹腔压力增高的情况下，贲门和胃底经扩张的食管裂孔突入胸内纵隔，在腹腔压力降低时，疝入胸内的胃体可自行回纳至腹腔。后者表现为胃、网膜及结肠、脾脏、小肠均可通过增宽的裂孔进入胸腔。最常见的症状为吞咽困难、胸痛和反流等。由于食管下括约肌及膈所构成的抗反流屏障破坏，食管黏膜移行处容易受胃液侵蚀及食管的酸暴露大大增加了食管黏膜良性转变为恶性的可能，专业上来说就是 Barrett 食管发生的概率增加，Barrett 食管可以恶变为食管癌。故食管裂孔疝的患者患食管癌的风险比一般人群高。食管裂孔疝患者可以通过胸片确诊，表现为心脏后有气液平面。也可通过放置胃管在胸腔内、CT、上消化道造影等确诊。无症状或症状轻微的患者可继续动态观察，有症状者需进一步行外科修复治疗。

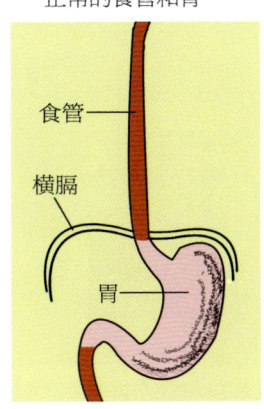

正常的食管和胃

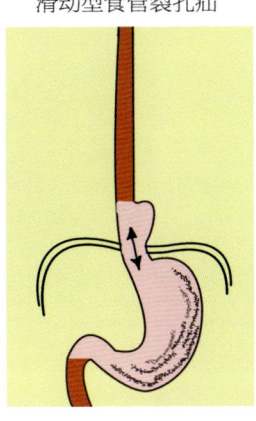

滑动型食管裂孔疝

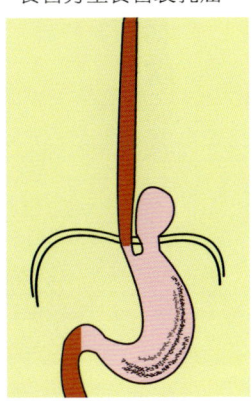

食管旁型食管裂孔疝

41 贲门失弛缓症患者患食管癌的风险比一般人群高吗

贲门失弛缓症是最常见的食管动力障碍性疾病，吞咽时食管体部无蠕动，食管下括约肌松弛不良。通俗来讲，就是食管失去正常的推动力，胃的入口太窄即食管下括约肌不能松弛，导致食物滞留于食管内。久之食管扩张、肥厚、伸长、屈曲、失去肌张力。淤滞的食物长期刺激食管黏膜，致充血、发炎甚至发生溃疡。时间久后，可发展为食管癌。临床表现为吞咽困难，胸骨后疼痛、食物反流等症状，老年患者常因反食和误吸出现肺炎。患者可通过食管造影检查发现病变，食管钡剂造影显示远端食管扩张、无蠕动和食管下括约肌松弛不良，因食管扩张部分在括约肌处很快变细成锥形而有"鸟嘴状"的典型表现。同时也可采用食管压力测定、食管镜等方法诊断。患者平时生活中可通过少吃多餐，细嚼慢咽，避免吃过热或过冷食物等方式来减轻症状。对于较重的患者可考虑药物治疗如硝酸盐类、钙通道阻滞剂等松弛食管下括约肌缓解症状，局部注射肉毒杆菌毒素 A、气囊扩张以及外科手术等方式治疗。

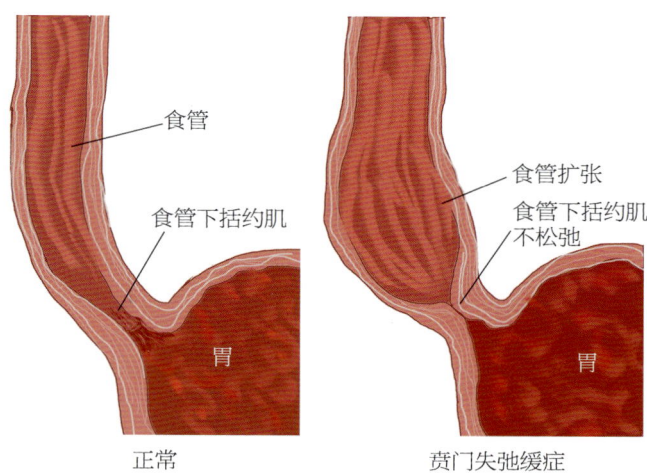

正常　　　　　贲门失弛缓症

肥胖的人是否容易患食管癌

生活中到处可见体型较大的人群，但并不是所有体型较大的人都是肥胖。首先，让我们来认识一下什么是肥胖？肥胖是以体内脂肪过度蓄积和体重超常为特征的慢性代谢性疾病。我们可通过体重、身高、腰围及臀围来识别肥胖的程度，让我们一起通过以下标准来看一下自己是否有肥胖趋势吧：体重指数 BMI（kg/m^2）= 体重（kg）/［身高（m）］^{2}，BMI≥28.0 为肥胖；男性腰围≥85 cm，女性腰围≥80 cm 或根据腰/臀比（WHR），男性 WHR≥0.9，女性 WHR≥0.85 作为中心性肥胖的切点。我们需认识到，肥胖本身并不致死，但肥胖导致的各种并发症是各种死因的罪魁祸首。其中包括食管癌的发生，是由于肥胖引起的代谢紊乱综合征如高血脂、高血糖、高尿酸血症等，胃肠道菌群失调（益生菌和有害菌比例失调），炎症免疫反应异

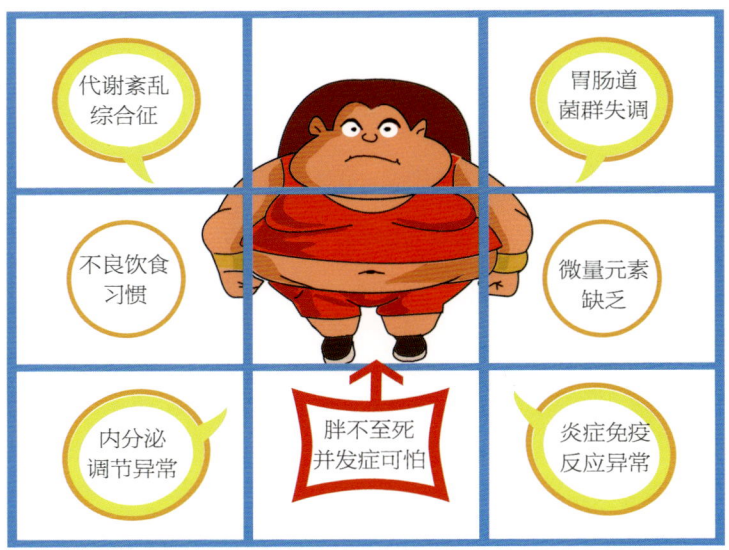

常（肥胖是一种低度炎症反应血清及脂肪组织中炎症因子升高），内分泌调节异常等原因引起（如胃生长素、胰岛素、胰高血糖素、生长激素等重要激素水平异常）。另外，肥胖者胃食管反流病的概率增高，间接增加发生食管癌的风险。

所以，我们生活中应注意减少热量摄取及增加热量消耗，即"少吃多动"等行为为主的综合治疗，必要时辅以药物或手术治疗。限制糖和脂肪的摄入，供给充足的营养素如必需氨基酸、维生素、矿物质等。采取健康的生活方式，尽可能使体重维持在正常范围内。预防肥胖应从儿童期开始，尤其是加强对青少年的健康教育。

43 年龄与食管癌的发生有关系吗

年龄与食管癌的发生有密切的关系。食管癌的发病年龄多在 40 岁以上，以 60～64 岁年龄组发病率最高。可能与以下因素相关：人体免疫功能逐渐减弱，免疫监视功能也随之减弱，异常细胞不能及时清除；慢性疾病如食管炎、溃疡、胃食管反流等长期刺激食管；内分泌系统失调使某些激素持续作用于敏感组织，导致细胞恶变；超越了"致癌潜伏期"，即青壮年开始接触的致癌物质，日积月累到老年时，蓄积了大量的致癌物质等，促进了癌症发生的概率。患者早期可表现为胸骨后不适、哽噎感，后期表现为进行性吞咽困难、食管反流、咽下疼痛、消瘦等症状。尽管年龄的增长是不可避免的食管癌高发的危险因素，但我们可通过积极锻炼身体，养成良好的卫生生活习惯，注意饮食营养平衡，防治各种慢性病及相关并发症，做好自我保健，定期体检，如胃肠镜、食管钡剂造影、CT、超声内镜等检查，争取早发现、早治疗癌症，把食管癌扼杀在"萌芽"中。

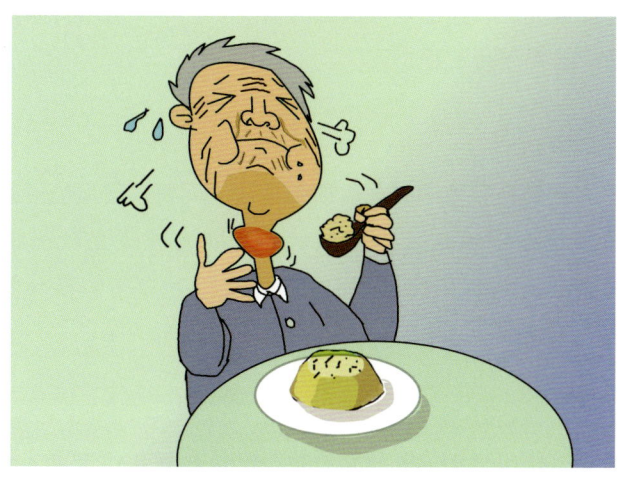

44

哪些疾病会引起食管癌

有一类疾病本身不是癌症，也不一定发展成癌症，但会使患病者数年至数十年内罹患癌症的概率大大增高，这类疾病称为癌前疾病。食管癌的癌前疾病包括慢性食管炎、巴雷特（Barrett）食管、贲门失弛缓症、食管裂孔疝、食管憩室、食管息肉、食管黏膜白斑和食管瘢痕性狭窄。

(1) 慢性食管炎

指各种原因引起的食管黏膜慢性炎症。我国食管癌发病率最高的地区是河南林县，该地区慢性食管炎发病率也特别高，而且食管炎的发病年龄比食管癌平均早10年。胃食管反流是引起慢性食管炎的常见病因。强酸性的胃液反流入食管可对食管黏膜造成腐蚀和损伤，进而引起炎症。某些生活和饮食习惯，如进食粗糙、过烫的食物，咀嚼槟榔、烟丝等也会对食管黏膜造成长期的刺激，进而导致慢性食管炎。慢性食管炎患者在已祛除病因的情况下，可以应用抑制胃酸药物或黏膜保护药物进行治疗。

(2) Barrett 食管

正常的食管黏膜被鳞状上皮细胞覆盖，而胃食管反流可能导致食管下段的鳞状上皮被柱状上皮取代，这种病理改变在医学上称为Barrett食管。Barrett食管的腺癌发生率为5%～20%，是一般人群的30～125倍。患者需定期随访，部分需要内镜下治疗。

(3) 贲门失弛缓症

本病是一种少见病，会导致食管中的食物不能正常进入胃，进而引起食物潴留、食管扩张。据报道，2%～7% 的贲门失弛缓症患者会发生食管癌，尤其是病程大于 10 年、食管扩张明显、食物潴留严重者。

（4）食管裂孔疝

指部分胃、食管腹段或其他腹腔脏器通过膈肌上的食管裂孔进入胸腔。食管裂孔疝经常与反流性食管炎或 Barrett 食管同时发生，患者癌变风险大大增加。

（5）食管憩室

憩室指的是局部消化道壁向外膨出而形成的囊袋状突出，属于先天性发育异常。食管憩室会反复受到食物的刺激，容易发生炎症、溃疡和癌变。

（6）食管息肉

与胃和大肠一样，食管也会长息肉。食管息肉属于良性肿瘤，但有恶变的可能。在没有禁忌证的情况下，食管息肉一旦确诊即应内镜下切除。

（7）食管黏膜白斑

即食管黏膜上皮发生过度角化，外观呈现出白色斑片，大约有 5% 的恶变率。食管黏膜白斑一般不需特殊治疗，但应祛除病因，包括戒除烟酒、酸辣等嗜好。对经久不愈，甚至病变扩大者，可在内镜下行局部切除或电灼治疗。

（8）食管瘢痕性狭窄

我们的皮肤受伤后愈合会形成瘢痕，食管黏膜受损后也不例外。食管黏膜因胃酸反流、吞服强酸强碱、外伤、手术等原因受损，愈合后可能会形成瘢痕性狭窄。食管瘢痕性狭窄患者癌变率增高。

早期发现、监测、处理食管癌前疾病，做到防患于未然，就能将一部分食管癌消灭于萌芽状态，从根源上降低食管癌的发病率。

早期发现

什么是早期食管癌和癌前病变

谈起食管癌，我们要先了解一下食管的结构。食管是连接咽喉部与胃的中空性管道，进食后，食物和液体会快速通过这条管道进入胃，所以饮食习惯对食管有着一定的影响。食管由内向外可分为黏膜层、黏膜下层、肌层和外膜。食管癌都是起源于黏膜层，继而向四周生长，而局限于黏膜内或黏膜下的肿瘤就是我们通常说的早期食管癌。临床上又可以根据病变在黏膜层的深度进行详细的分期。

食管由正常过渡至食管癌基本要经历正常黏膜—癌前病变—食管癌三个阶段。癌前病变是一个病理学概念，专业的名称叫做上皮内瘤变或异型增生，食管癌的癌前病变可以分为食管黏膜的异型增生和腺

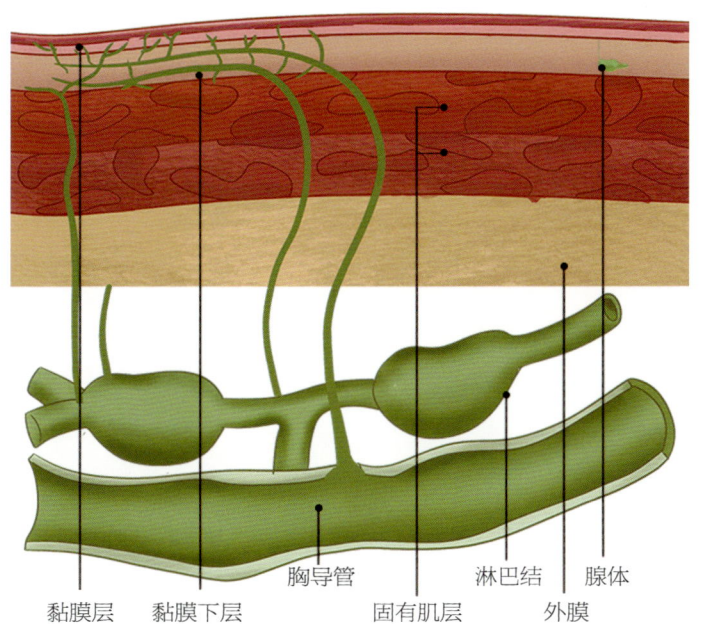

黏膜层　　黏膜下层　　　　胸导管　　固有肌层　　淋巴结　外膜　腺体

上皮化生。癌前病变进一步发展就是早期食管癌,但该过程也不是一成不变的,如果早期发现,针对诱因进行有效的干预,在部分人群一定程度上是可以逆转的。

早期食管癌和癌前病变阶段的患者一般没有典型症状,可在吞咽时有胸骨后不适、针刺样或牵拉样轻微疼痛,尤其以进食粗糙过热或过刺激性食物时显著;食物通过缓慢并有停滞的感觉或轻度哽咽感。上述症状时轻时重,持续时间长短不一,甚至可以无症状。

这些专业名词解释起来比较复杂,但简单明确的是早期食管癌和癌前病变的预后极佳,早期发现及时采取内镜下治疗或手术治疗等,基本上可以达到根治的效果。

如何早期发现食管癌及癌前病变

食管癌越早发现，治疗效果越好。据文献报道早期食管癌手术切除的5年生存率在90%以上，而中晚期患者不到20%。那么如何早期发现食管癌及癌前病变呢？这就要求我们对食管癌的发病诱因有一定的了解。虽然现在医学还很难解释清楚哪些因素诱发了食管癌，但总的来说食管癌的发生可能与遗传、生活条件、饮食习惯、食物中的致癌物质等有关。医学上将有这些因素的人群定义为高危人群。

高危人群是指符合以下任一条者：①长期居住于食管癌高发地区（如华北太行山区、鄂豫皖大别山区等）；②有上腹部隐痛不适、胸骨后疼痛不适等上消化道症状；③食管癌家族史；④食管疾病史（如胃食管反流病、Barrett食管、贲门失弛缓症等）；⑤吸烟史、酗酒史；⑥不良饮食习惯，如进食快、爱吃热烫饮食、腌制霉变食物等。

高危人群要注意改善生活习惯，尽量改良生活环境，积极治疗一般疾病，更要提早做筛查，建议40岁开始接受胃镜检查等食管癌筛查。一般人群如果有上消化道不适，可以酌情考虑食管癌筛查。这样就能有效预防食管癌的发生并及早发现食管癌及癌前病变。

47 食管癌的筛查方法有哪些，最准确的方法是什么

因早期症状隐匿，多数食管癌患者就诊时已属疾病晚期，失去了手术机会，因此早期发现尤其重要。故而对高危人群，要进行定期筛查，常见的筛查方式如下。

(1) X线钡餐检查

患者不适宜进行胃镜检查时，可选用此方法。对早期食管癌诊断的准确率最高只有70%，特异性较低。

(2) 食管拉网脱落细胞学检查

简便安全、依从性好。可用于食管癌普查。随着内镜技术的普及和发展，现应用已逐步减少。

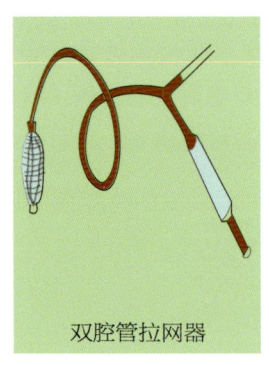
双腔管拉网器

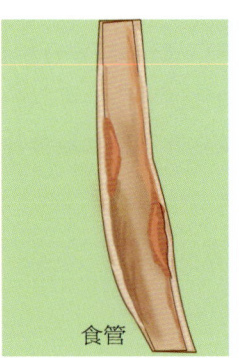
食管

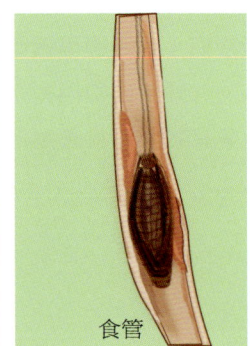
食管

(3) 胸部CT

可清晰显示食管与邻近纵隔器官的关系。对食管中段癌的诊断价值较高，而对食管颈段或胃食管交界处的肿瘤效果欠佳，对早癌的发

现价值有限。

(4) 内镜检查

可在直视条件下观察病灶形态并做活检,以确定诊断。对内镜下可疑病灶,可通过黏膜染色,提高早期食管癌的检出率。经过碘液染色,病变区域不着色且边界清楚,正常黏膜呈棕色。窄带成像技术与放大内镜联合,可有效提高早期食管癌和癌前病变的诊断正确率。超声内镜可精确地测定病变在食管壁内的浸润深度,并发现壁外异常肿大的淋巴结。近年来共聚焦激光显微内镜、自体荧光内镜、智能电子分光比色技术等新技术的出现有望进一步提高食管癌的诊断率,但由于技术复杂,还有待进一步验证。目前而言,食管黏膜碘染色结合指示性活检是最实用有效的筛查方法。

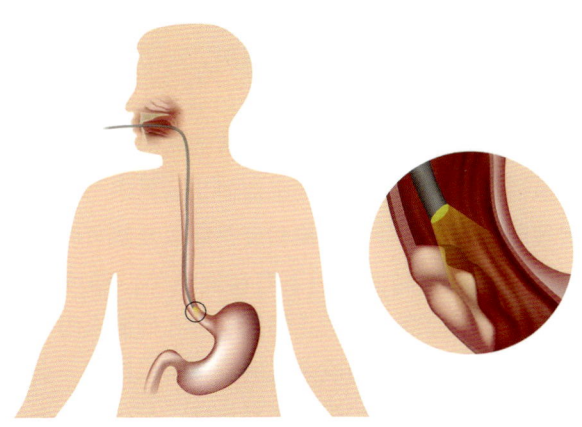

胃镜检查

胃镜检查结合活检病理诊断是食管癌诊断最精确的方法,诊断准确率超过 95%。

48

钡餐检查对身体有伤害吗，哪些患者不适合做钡餐检查

钡餐检查即消化道钡剂造影。做钡餐检查时，医生会让患者喝下一杯牛奶状的液体，然后进行X线检查。这个东西就是钡餐，就是用于消化道检查的药用硫酸钡，这种物质不溶于水和脂质，所以不会被胃肠道吸收，因此对人体基本无毒性，它是钡盐中唯一对人体无害的。而且它不容易被X线透过，因此，患者在吃了钡餐后，能得到清晰的X线图像。做完钡餐检查，可以大量饮水，使钡餐尽快随粪便排出，粪便呈白色属于正常现象。因为钡餐检查是X线照射的，注意不能在检查区域多做停留，注意辐射。

虽然钡餐检查对人体基本无害，但是部分人也是不适合进行钡餐检查的。当患者出现呕血、便血或黑便等症状时不宜行钡餐检查，因为有可能加重消化道出血。一般在出血停止后再进行钡餐检查较为安全。如果出现明显腹痛，伴有压痛和反跳痛以及肌紧张，多提示胃或肠道穿孔，如X线透视时发现膈下有游离气体，即可证实有穿孔存在。此时禁止行钡餐检查，以防止钡剂从穿孔处漏入腹腔内。在有消化道梗阻时禁止做钡餐，因为吃进去的钡餐难以排出，会加重梗阻并引起梗阻部位以上的胃肠道扩张，加重病情。另外对于全身状态差、重度腹水、心肺功能衰竭的患者，也不适合做钡餐检查。

早期发现食管癌及癌前病变的好处是什么

什么是早期食管癌？早期食管癌是指局限于食管黏膜和黏膜下层的肿瘤，不伴淋巴结转移。食管鳞状上皮不典型增生是食管癌的重要癌前病变，从不典型增生发展到癌变一般需要几年甚至十几年的时间。正因为如此，一些食管癌是可以早期发现并可以完全治愈的。

对于吞咽不畅或有异物感的患者应尽早地进行胃镜检查以便发现早期食管癌或癌前病变。随着内镜技术的普及和早诊技术的发展，食管癌的早期诊断率不断提高。早期发现食管癌，可以行内镜下微创技术进行治疗。内镜治疗早期食管癌技术日益成熟，其可以获得与传统外科手术同样的治疗效果。

更重要的是，与传统外科手术相比，这种微创手术的优点更多，微创手术操作相对简单，手术时间较外科手术明显缩短，手术费用明显减少，风险相对较小，可以明显缩短住院时间，并且术后恢复明显加快，术后 24 小时就可以进食，并且手术没有改变食管大体解剖结构，能够明显提高患者术后生活质量。早期发现食管癌并及时至医院进行诊治，切除病变，不但可以明显减少患者远处转移风险，并且能够避免开胸大手术，减少不必要的创伤。早期食管癌术后的 5 年生存率高达 90% 以上，可见早期诊断、早期治疗是降低其死亡率，提高患者生存质量的关键措施。

50 哪些人需要进行食管癌筛查

早期食管癌因其侵犯范围浅,很多患者无临床症状或仅有轻微不适,往往容易忽视。而肿瘤的预后又与诊断时的肿瘤分期密切相关,早期食管癌微创治疗后5年生存率可达85%~95%。因此,开展食管癌的筛查及早诊、早治是目前提高食管癌治疗效果的有效途径。

那么,什么样的人需要进行食管癌筛查呢?又应该在什么时间进行筛查呢?对于高风险人群和家族史不详的人群,应该在40岁开始进行食管癌的筛查,截至74岁。而对于一般风险人群应从55岁开始进行筛查,截至74岁。

哪些是食管癌高风险人群,又如何来确定自己是属于哪一类人群呢?请对照以下几点。

- 长期居住于食管癌高发区,例如生活在华北太行山区、陕豫鄂秦岭和鄂豫皖大别山。
- 一级亲属有食管癌病史。
- 既往有食管病变史(食管上皮内瘤变)。
- 本人有癌症病史。
- 长期吸烟史。
- 长期饮酒史。
- 有不良饮食习惯如高盐饮食、进食腌菜、不按时就餐、生活条件差、进食过快、喜食酸辣烫等刺激性强的食物。

符合以上特点的人群均较其他人群易患食管癌,只要您符合其中一条,就属于高风险人群,应从40岁就开始进行食管癌筛查,千万不要认为自己还年轻,心存侥幸。

51 不同人群如何安排筛查间隔时间

如果您认为做一次胃镜就万事大吉，可以管一辈子，以后就再也不用做胃镜了，那么很遗憾地告诉您，您错了。哪些人需要做胃镜，做完胃镜后多久又需要再次复查胃镜呢？每个人复查胃镜的时间是一致呢，还是应该区别对待？

符合以下任一项者应列为食管癌高危人群，建议作为食管癌筛查对象。①年龄超过40岁；②来自食管癌高发区；③有上消化道症状；④有食管癌家族史；⑤患有食管癌前疾病或癌前病变；⑥具有食管癌的其他高危因素（吸烟、重度饮酒、头颈部或呼吸道鳞癌等）。内镜下病理活组织检查是目前诊断早期食管癌的金标准。内镜下可直观地观察食管黏膜改变，并可结合染色、放大等方法评估病灶性质、部位、边界和范围，一步到位地完成食管癌的筛查和早期诊断。

对于食管癌高危人群，进行普通内镜检查并结合内镜精查（碘染色、电子染色内镜、放大内镜等），对内镜下未发现可疑病灶的患者，定期随访即可，若无不适症状可每5年进行胃镜随访1次，对内镜下发现可疑病灶的患者应对病灶进行组织病理检查，病理结果提示轻度异型增生的患者则每3年进行胃镜随访1次，病理结果提示中度异型增生的患者则每1年进行胃镜随访1次，而对于病理结果提示重度异型增生及癌变的患者则应该积极地进行临床干预治疗。

52 哪些症状或不适是食管癌的早期信号

在食管癌的早期，大多数人没有任何不适症状。但随着病情的发展及病变范围的扩大，患者可逐渐出现异常的感觉。开始时，这种感觉可能并不影响人们的日常生活起居，所以通常不易引起重视。同时现在生活节奏较快，人们吃饭时常狼吞虎咽，有吞咽不适便以为是吃得太快所致；另外，由于空气污染及工作、精神紧张，患慢性咽炎的人也很多，也有不少人以为咽部不适是咽炎引起的，从而忽视了食管癌前期也有类似症状。

食管癌早期缺乏明确的症状，部分患者主要表现有异物感或食物滞留感。异物感常为较轻微的胸骨后紧缩感，闷胀感，与进食无明显关系，可为间歇性或持续性。或偶尔进食时有食物黏附于食管壁的感觉。哽噎感表现较轻微，偶于咽下食物时出现，可自行消失或复发，不影响进食，也可于情绪波动时出现，易被误认为是神经功能性症

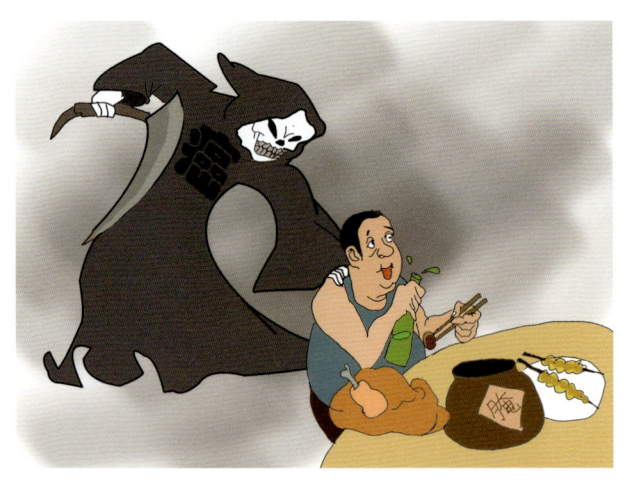

状。胸骨后疼痛则较多见于进粗糙食物时，为胸骨后或剑突下针刺样、烧灼样或摩擦样疼痛，使用解痉剂可以缓解，疼痛部位和病变部位常不一致。其他症状：有些人因进食干燥食物时咽喉部有干燥感或紧缩感，少数病人有嗳气。上述西医学描述的早期食管癌症状基本与中医学中噎症相符。噎者，吞咽时哽噎不顺，吞咽不利之意；噎证常为膈证的前驱表现。膈证多属于噎证的严重后果。

53 幽门螺杆菌与食管癌有关系吗

幽门螺杆菌是一种微需氧的革兰阴性杆菌，20世纪80年代才被医学界认识。之所以被公众认识的晚，是由于幽门螺杆菌生存条件苛刻，常规方法分离、培养较困难。

食管癌是我国常见的消化道肿瘤，早期表现为吞咽困难及咽下食物后有异物感。有时会伴有胸骨后烧灼样、针刺样或牵拉摩擦样疼痛。目前已知的食管癌危险因素包括长期摄取的食物当中缺少维生素、微量元素，或摄取的食物当中含有黄曲霉素、亚硝胺等致癌物质。同时，长期炎症刺激也可造成食管癌的发生。对于有食管癌家族史的人群也应高度关注食管癌发病可能。

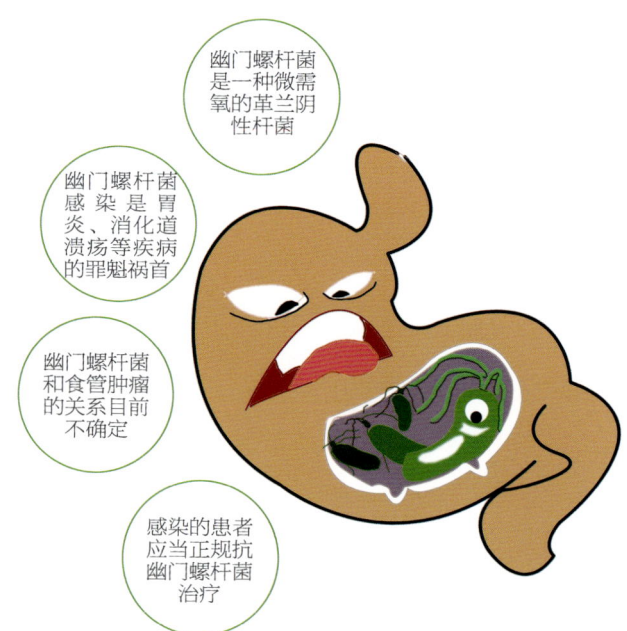

就目前的临床研究，尚不能确定幽门螺杆菌同食管癌的发生具有因果关系，甚至有相反的临床观察发现幽门螺杆菌感染的患者食管癌发生率低于其他患者。但幽门螺杆菌感染是胃炎、消化道溃疡等疾病的罪魁祸首，是造成胃癌发生的危险因素。因此，即便幽门螺杆菌和食管肿瘤的关系目前不能确定，感染的患者也应当进行正规抗幽门螺杆菌治疗。

54 常规体检套餐可以早期发现食管癌及癌前病变吗

体检套餐的具体项目并不固定，随体检的目标人群和体检费用变化。以入职体检为例，包含血常规、肝肾功能、血型、胸透、心电图、内科检查。上述检查并不能特异性早期发现食管癌及癌前病变。不同体检机构针对不同消费群体会制订不同的体检项目套餐。因此，对有食管癌家族史或有近期体重下降明显、食物下咽异物感、胸骨后烧灼感的体检人员，建议在基本体检项目基础上，加做上消化道内镜检查和CEA、CA19-9等肿瘤标志物的检查。对于检查过程中发现的可疑病灶，消化道内镜能够进行活检，以进一步明确病变性质。

目前针对食管癌和癌前病变，常见的辅助检查包括影像学检查、内镜检查和病理检查。影像学检查中最常见的是钡餐造影，操作简单、成本低廉，但常规体检中常不包含此项目；CT和PET-CT等方法在食管癌的诊断中也有积极意义，但影像学检查对早期食管癌和癌前病变易漏诊，内镜检查能弥补此类缺陷。色素内镜、超声内镜对癌

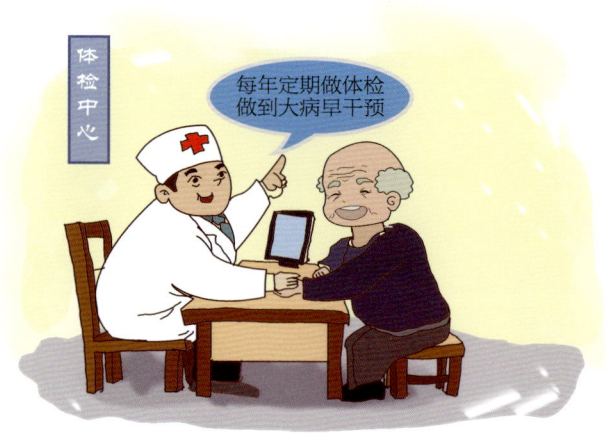

前病变、早期食管癌往往具有重要诊断意义。病理检查可采用脱落细胞学检查，也可对内镜下可疑病灶取样，病理结果对确诊具有重要价值。常规体检套餐项目目前并没有统一标准，体检结果也只是一个参考。体检人员还要根据症状、主诉，进一步做有针对性的检查。

55

食管癌容易和哪些疾病混淆

食管贲门失弛缓症、食管良性狭窄均有吞咽困难的临床表现。针对食管占位性病变，食管恶性肿瘤需要同食管良性肿瘤进行鉴别。针对器质性病变和功能性障碍，食管癌是器质性病变，而癔症球是功能性障碍。

(1) 食管贲门失弛缓症

临床表现为吞咽困难，主要的辅助检查为食管钡餐和食管测压。钡餐下可见食管下段呈光滑的漏斗状或鸟嘴样狭窄。

(2) 食管良性狭窄

诱因往往是食管损伤后瘢痕所致，通过既往史、内镜检查、活检可与食管癌进行鉴别。

(3) 食管良性肿瘤

往往病程较长，进展缓慢，钡餐造影、超声内镜等辅助检查往往可以进行鉴别。对鉴别困难的患者，可通过病理活检定性。

(4) 癔症球

常见于青年女性，发病与精神因素相关，患者有吞咽异物感，但少见器质性病变，与食管癌区别较其他疾病易于区分。

为什么医生有时候会建议再次取活检

针对检查过程中医生发现的可疑病灶,除了直观的影像学表现,更重要的是通过病理结果对病灶定性。病理标本的来源有两种情况,一种是将病灶全部取出后逐一进行病理诊断,比如术后病理诊断;另一种为取部分病灶进行病理诊断,以点带面,比如活检和术中冰冻标本。全部病灶的病理诊断,结果较为可靠,部分病灶的病理诊断如果病理结果阳性,医生可以明确给出诊断,进而制订治疗措施;但对于病理结果阴性的可疑病灶,有两种可能:一种是病灶确定无疑是阴性的,即正常组织;另一种情况是病理标本没有取到病灶处或病理标本不满意,无法得出正确结果。如果临床医生根据患者临床症状和直观影像学表现、内镜下表现,高度怀疑病灶恶性可能,对病理结果阴性的患者,会建议再次取活检,以避免最后一种情况的发生。

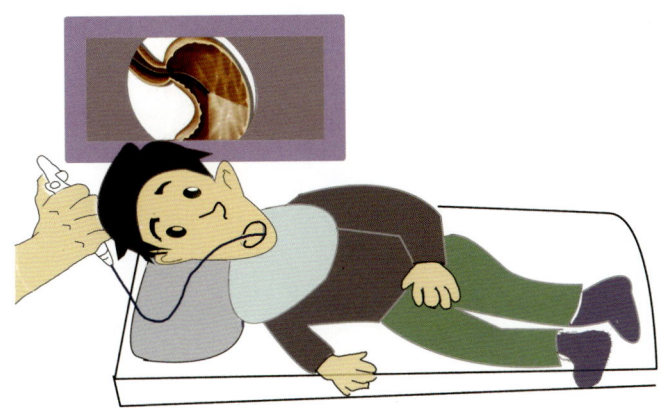

57 活检是否疼痛，是否会增加食管出血风险

活检全称活体组织检查，是内镜检查中的一项常规内容，即运用各种技术手段从活体内取出病变组织，进行病理学检查。目的主要是明确病变性质，如判断病变属于炎症还是肿瘤，同时可以判断肿瘤的良恶性或炎症的类型。食管炎症、息肉、腺瘤或囊肿、溃疡及癌症都可以做内镜下取样活检，目的是对疾病进行确诊。人们也许会有疑问，普通内镜检查会给检查者造成较大的不适感，而活检在内镜检查的基础上还取下一块人体组织进行病理检查，属于有创性的操作。内镜下活检是否会给患者造成难以忍受的疼痛以及增加食管出血的风险呢？

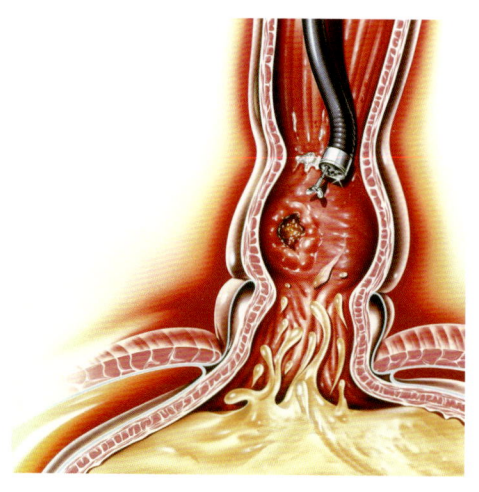

内镜下取活检的时候是否会疼痛难忍，这是很多患者所关心的问题。做内镜检查之前要使用局部麻醉药物减少咽食管反应，最后患者会将局麻药咽下，以减少内镜操作时的部分不适感。活检钳是经过专

门设计的，一般不会伤及神经。内脏的感觉和皮肤不一样，对牵拉比较敏感，对锐利快速的切割不敏感，因此疼痛感没有这么明显。那些对疼痛特别敏感的患者，还可以选择无痛内镜下活检，即患者在全静脉麻醉失去意识的情况下接受内镜操作。

食管活检是一种有创操作，相比普通内镜会稍稍增加食管出血的风险。食管活检出血原因主要分为 Mallory-Weiss 综合征和活检后出血两种。前者是由于患者剧烈恶心、呕吐导致食管下端及贲门黏膜撕裂，继而导致出血。这种出血风险在上消化道内镜检查中普遍存在，并不是食管活检所特有，医生操作过程中动作轻柔，且检查前对患者咽喉部进行局部麻醉能避免大多数这类原因的出血。活检后的创口出血多可自行止血，对于出血量大或反复出血的患者可行内镜下喷洒去甲肾上腺素溶液、止血夹止血，也可以采取静脉注射止血剂进行治疗。极少数出血量大，且内镜下无法止血者，可以采取手术方法进行治疗。

综上所述，食管活检会增加出血的风险，但发生这类风险的概率很小，即使发生食管出血，也有成熟的处理方案。

58 胶囊内镜可以检查食管吗

胶囊内镜自诞生之日起历经10余年，现已成为消化道疾病检查的重要手段。相比于传统内镜，胶囊内镜因检查痛苦小而被人们所广泛接受。胶囊内镜在小肠的检查中有其独特优势，我国自主研发的磁控胶囊胃镜在胃的检查上与传统胃镜效果已基本一致。那么胶囊内镜可以检查食管吗？下面我们就简单介绍一下胶囊内镜中的一个亚类——食管胶囊内镜。

食管胶囊内镜是针对食管检查专门设计的一款胶囊内镜。因胶囊通过食管的时间很短，食管胶囊内镜为获得食管影像在拍摄速度和摄像头的设计上做了调整，以便获得更有利于食管疾病诊断的图像资料。此外，还有系线胶囊内镜，在胶囊内镜上系上一根线，能通过线控制胶囊的位置，一定程度上解决胶囊通过食管过快的问题。

食管胶囊内镜检查的主要适应证为：①疑似Barrett食管；②疑似食管炎；③疑似食管静脉曲张；④需要食管内镜检查，但不愿接受或不能耐受食管镜检查者。普通内镜检查会给检查者造成较大的不适感，胶囊内镜在检查的舒适度上有优势，并且操作简便，无创，无需麻醉，耐受性好，一次性无污染。然而，食管胶囊内镜诊断Barrett食管、食管炎、食管静脉曲张的敏感度和特异度不及普通食管内镜。同时，胶囊内镜目前无法进行病理活检和手术操作，还存在滞留的风险；对可疑病灶的拍摄随机，无针对性和选择性，相比普通内镜价格高。对于已知或可疑的食管、胃肠道梗阻或狭窄的人群，不推荐使用胶囊内镜检查。

现在科学技术日新月异，促进了消化内镜的不断发展和改良，相信在不久的将来，食管胶囊内镜会克服目前的局限，提供一种舒适准确的食管疾病检查策略。

做了食管镜检查提示食管癌，为什么还需要再做超声内镜检查

食管癌是临床上发病率较高的一种恶性肿瘤，已成为威胁人们健康与生命安全的重要疾病。临床上诊断食管癌的方法一直在发展，从最早的食管拉网细胞学检查到食管钡餐造影、食管镜检查，再到内镜下黏膜染色、超声内镜等，食管癌的检出率和检查准确性得到了明显提高。临床医生往往会建议食管镜检查提示食管癌的患者再次行超声内镜检查，那么这是否有必要呢？

首先，让我们看看超声内镜与普通内镜相比有什么区别。超声内镜（EUS）是一种将内镜和超声相结合的消化道内镜检查技术，其前端附有一个超声探头，内镜进入体腔后，操作医生既可通过内镜直接观察消化道黏膜表面的病变，又可利用超声探头对消化道管壁或邻近脏器进行断层扫描，从而获得消化道不同层次的组织学特征及邻近脏器的超声图像。

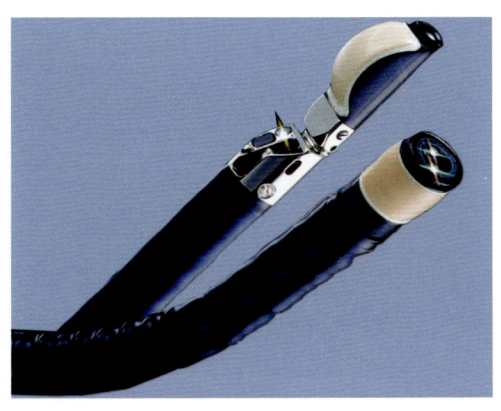

超声内镜探头

近些年来内镜技术发展迅速，超声内镜在临床上获得广泛的开展与应用。相比普通内镜，超声内镜可以判断肿瘤起源的层次、形状、大小，甚至能初步判定肿瘤性质。正常食管在超声下可分为5个层次，从内至外依次为：黏膜层、黏膜肌层、黏膜下层、固有肌层和浆膜层。超声内镜技术可以对食管表面病变进行直视，也可对食管壁结构层次进行分辨，从而判断食管癌的浸润程度。因此，对于食管癌分期，超声内镜有其独特优势。

对于食管肿瘤，往往需要明确肿瘤的性质，以指导后期的治疗。普通内镜下虽易探查到消化道黏膜下肿瘤，但由于肿瘤生长于食管壁内，活检不易获得病理组织，且部分患者不宜贸然取活检。超声内镜则可根据肿瘤的超声图像对肿瘤的起源、组织学特征、良恶性等做出较为准确的判断。

超声内镜对食管黏膜层及黏膜下层病变的显示有其优势，且对食管癌的分期准确性高。因此，医生建议普通食管镜检查提示食管癌的患者再次行超声内镜检查，可在原有检查基础上提高对食管癌诊断的准确性，减少误诊及漏诊，从而对后续治疗方案的制订提供更可靠的指导。

60 什么是食管黏膜下隆起，需要做哪些检查

食管黏膜下隆起是指普通胃镜下观察到食管表面光滑的隆起，大多数由食管黏膜层以下的肿块或食管外组织、脏器压迫所致。食管黏膜下肿物多为良性肿瘤，主要包括平滑肌瘤、脂肪瘤、神经鞘瘤等，少数为恶性肿瘤。此外，还包括一些非肿瘤病变，如食管结核、食管囊肿等。食管黏膜下隆起的患者主要表现为胸骨后不适、腹胀、腹痛、反酸、烧心、进食哽噎感等；部分患者无明显不适，多在接受胃镜、CT等检查时偶然发现。

那么发现食管黏膜下隆起的患者需要做哪些检查呢？

(1) 内镜检查

①常规内镜检查：内镜可直接观察食管黏膜下肿物的大小、位置、边界、表面是否光滑等情况，从而获得一些初步的信息。②超声内镜检查：虽然常规内镜检查发现病变相对容易，但由于不同类型食管黏膜下肿物肉眼观察极为相似，无法判断其侵袭深度及是否为食管外肿物压迫所致，且对病变的性质诊断困难。超声内镜能够对病变大小、性质、起源层次、有无侵犯其他器官等加以判断。③色素内镜检查：将各种染料喷洒在食管黏膜表面，使病灶与正常黏膜形成鲜明对比，显示病灶范围，指导活检。

(2) 影像学检查

①食管钡餐造影：这是较为经典的一种食管病变检查方式，通过钡餐显影明确食管占位特征。②食管CT检查：可显示食管黏膜下隆起的部位，在食管恶性肿瘤的临床分期上有很大优势。③正电子发射成像（PET）：对于怀疑是恶性肿瘤的病变可以行PET-CT检查，以

明确诊断和是否转移。

(3) 病理及免疫组化检查

病理检查及免疫组化检查是明确病变性质的金标准,内镜下取活检做病理或免疫组化检查明确诊断,以指导后续处理方案。

早期治疗

常用的内镜治疗方法有哪些

就目前而言，部分消化道疾病和一些胆道和胰腺的疾病均可进行内镜下治疗，免除外科手术。不同的内镜治疗方法适用于不同的疾病，接下来将进行详细的讲解。

(1) 内镜下息肉摘除术和内镜下黏膜切除术（EMR）

这是目前最为常见的内镜治疗方法。主要适用于良性的胃息肉、十二指肠息肉、结肠息肉的摘除。在胃肠镜检查中发现有息肉，根据息肉的形态和大小选择息肉摘除术或者黏膜切除术（EMR），切除息肉后需要禁食24～48小时，并且输液补充日常最基本的能量所需。所以，除非部分较小的单发息肉可以门诊用活检钳钳除，大部分息肉都需要住院进行息肉切除。

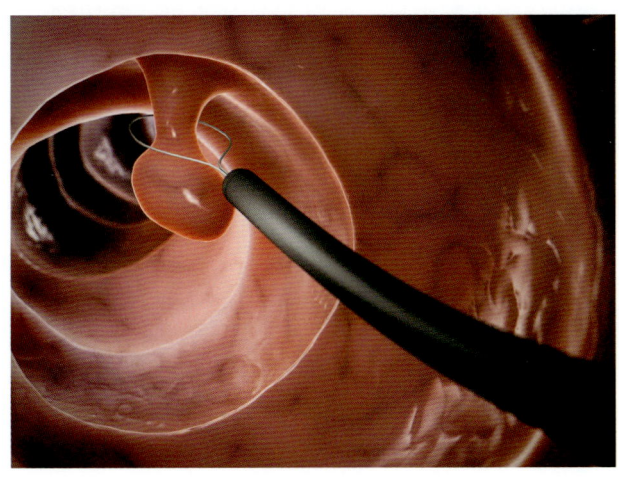

内镜下息肉摘除

(2) 内镜下消化道异物取出术

大部分人都有吃鱼或者其他带骨头的食物被卡的经历，大部分异物都卡在食管上段，也就是食管入口处。其中有一大部分可经过吞咽或者呕吐自行排出，但是有一部分异物是卡在食管壁里面，无法自行排出。当碰到以上情况，建议患者及时到当地医院就诊，首先胸部 CT 平扫检查排除食管穿孔，检查血常规看白细胞是否明显升高，CT 检查排除穿孔以后，就可以进行内镜下异物取出术。这里要注意，行胃镜检查前需要空腹 8 小时，避免胃镜取出异物过程中，胃内食物反流进入气管引起窒息。在异物取出后，需要根据医生的医嘱进行后续治疗。

(3) 内镜黏膜下剥离术（ESD）

内镜黏膜下剥离术常用于早期食管癌、早期胃癌和早期大肠癌以及消化道黏膜下良性肿瘤的内镜下治疗。在经内镜检查发现病变，并且经医生判断可行内镜下治疗后，病人需入院，完善相关术前检查，在全麻下行 ESD 治疗，ESD 治疗切除范围至黏膜下层，大部分早期消化道肿瘤仅局限于黏膜层，所以 ESD 基本可完整切除，具体是否切除干净以术后病理为金标准。患者术后需要禁食、禁水 48 小时，然后根据个人情况开始进食冷流质，持续两周，两周后可恢复饮食，1 个月之内以常温软食为主。至于患者切下的标本，在手术后会送病理检测，判断病变是否切除干净，如果病变仍旧有残留，需要追加后续治疗。

(4) 超声内镜引导下介入治疗

超声内镜引导下介入治疗主要适用于胰腺疾病的内镜下治疗，包括胰腺炎后假性囊肿，晚期胰腺癌以及其他胰腺实质占位性病变，至于胰腺囊性病变需要根据具体情况而定。具体的治疗方法包括：超声内镜引导下无水酒精注射、碘粒子植入、H101 注射等，具体治疗方法需根据患者的具体情况而定。

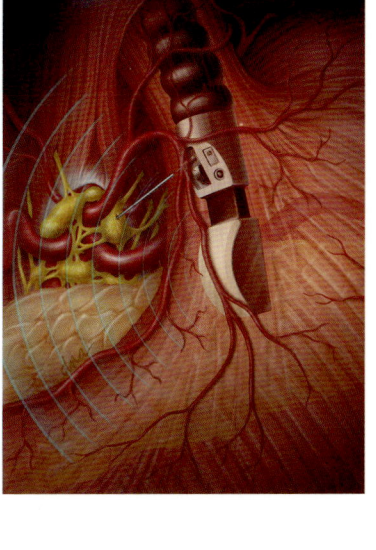

(5) 内镜下逆行胰胆管造影术（ERCP）

主要适用于胆胰系统疾病的治疗，常见的包括胆总管结石、慢性胰腺炎、梗阻性黄疸以及胆胰汇流异常等疾病，可使一大部分患者避

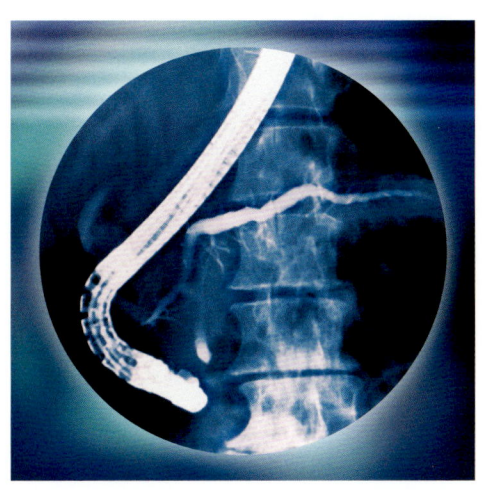

免外科手术。ERCP 是内镜下治疗中级别最高的一种方法，最为常见的术后并发症为 ERCP 术后胰腺炎，术后患者也需要常规禁食、输液，以预防 ERCP 术后胰腺炎的发生，一旦发生 ERCP 术后胰腺炎，则按胰腺炎常规处理。

(6) X 线下经内镜下鼻空肠营养管和小肠减压管的置入

对于肠梗阻不能缓解的患者可行 X 线下经鼻胃镜小肠减压管置入术治疗肠梗阻，而对于无法经口进食的患者则可行 X 线下经鼻胃镜下鼻空肠营养管置入术解决患者的营养问题。

食管癌什么情况可以行内镜下治疗

食管癌分为早期食管癌和进展期食管癌。早期食管癌绝大部分局限于黏膜层或者黏膜下浅层，病变浸润浅，大多不伴有淋巴结转移。对这一类病变可进行内镜黏膜下剥离术（ESD）。但食管管腔较为狭小，有一些病变占管腔超过3/4周的患者在ESD术后会出现不同程度的食管狭窄，因此，根据患者的具体情况和病变范围，一部分患者在ESD术后需要口服激素预防狭窄，激素治疗对部分患者有效，但仍有一部分患者会出现狭窄，后续就需要进行食管扩张或者食管支架置入术以解决患者饮食问题。总体来说，绝大部分早期食管癌可选择内镜下切除，避免外科手术给患者带来创伤，并且患者术后恢复快，一般3~4天，患者即可出院，出院后根据患者手术切除标本的病理检测

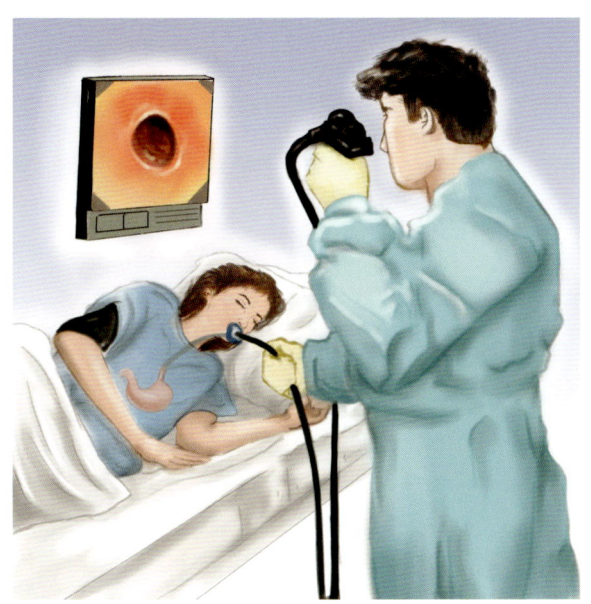

结果对患者制订相应的随访方案，对于切除干净的患者，定期复查胃镜即可。另外，对于一些高龄老人发现食管癌，无法耐受手术治疗的，并且病变为平坦型，可以根据情况选择射频消融术进行姑息性治疗，这一治疗方法无法根治性切除，但可降低患者的肿瘤负荷，改善生活质量。

食管息肉怎么处理

食管息肉是一种食管良性肿瘤,绝对不是癌。发病原因不明确,可能与食管黏膜慢性炎症有关。食管息肉由数量不等的纤维血管组织、脂肪组织以及来自食管黏膜和黏膜下组织的基质构成,表面覆盖有正常的食管黏膜,瘤体的纤维成分或为疏松纤维组织,或为致密胶原纤维组织。食管息肉生长缓慢,临床症状出现较晚。患者的症状主要与息肉的大小有关,常见症状有吞咽困难、呕吐、胃内容物的反流以及体重减轻等,有些患者有胸骨后疼痛。肿瘤生长到一定程度时,食管腔梗阻或大部分梗阻,由于食物刺激或息肉发生恶变,常在息肉表面形成溃疡,合并出血时患者可出现呕血或黑便。如肿瘤很大,可以压迫气管,引起咳嗽、呼吸困难、哮喘乃至窒息。食管息肉的诊断主要靠内镜检查和内镜下活检,其他诊断方法有食管钡餐造影、CT、MRI等。

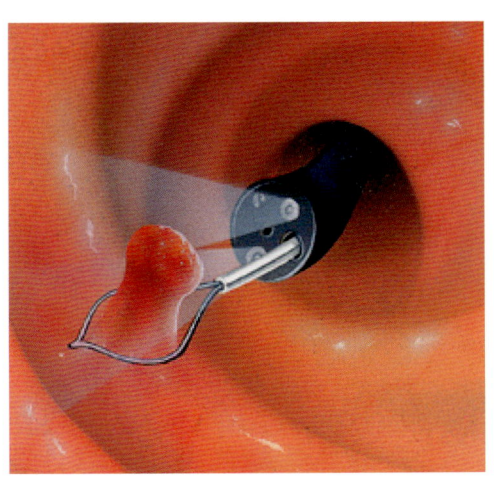

内镜下息肉摘除

一般认为，食管息肉一经确诊，即应切除，因为息肉可以发生溃疡、出血、堵塞食管腔或发生恶变，有的患者因息肉突然堵塞咽喉部，导致急性喉梗阻和窒息。如息肉直径＜2 cm，可在内镜下采用圈套器套扎电凝切除，约1/3的食管息肉可采用此种方法完整切除。不宜在内镜下治疗的病变可考虑手术治疗。食管息肉的治疗效果满意，预后良好，息肉摘除后很少复发。

64
食管病灶活检病理为低级别上皮内瘤变，需要治疗吗

患者如果拿到胃镜活检病理单提示食管低级别上皮内瘤变，首先可以给患者吃一颗定心丸，食管低级别上皮内瘤变不是食管癌。食管低级别上皮内瘤变其实是一个病理诊断，让大家谈癌色变的食管癌常需要经历"食管单纯性上皮增生→低级别上皮内瘤变→高级别上皮内瘤变→早期食管癌→进展期食管癌"病变逐步发展的过程，所以从食管低级别上皮内瘤变到食管癌还是有一段距离的，目前并没有证据表明低级别上皮内瘤变都会变成食管癌。有研究发现在食管低级别上皮内瘤变病例中，其中少部分病变可自行消失或经药物治疗后消失，极少部分的病变进展为高级别上皮内瘤变、癌。所以，病理诊断提示食管上皮内瘤变，还是需要引起重视，而不是置之不理。目前针对食管上皮内瘤变主要有两种处理方式：①随访，通俗来说也就是过一段时间复查胃镜，通过精查内镜、染色内镜、显微内镜观察病灶，并与上次内镜表现进行比较，结合每个患者的个体情况，明确食管病灶是否发生变化、是否需要再次取活检；②内镜下切除，这是一个微创手术，可以在胃镜下把食管病变处一并切除，切除的目的有两个：可以把大块切除的食管黏膜再送去做病理化验，看看到底是什么情况；对于总担心食管病灶会发生的恶变的患者来说，切除病变可以缓解心理压力。

总之，对活检为食管低级别上皮内瘤变的病灶，仍需要进行紧密的随访，甚至采取积极的内镜下治疗措施。

65 巴雷特食管需要治疗吗

巴雷特食管由胃食管反流病引起,往往表现出胃食管反流病的症状,比如反酸、烧心、打嗝等症状。胃镜检查可见食管的鳞状上皮与胃柱状上皮的交界线相对于胃食管结合部上移≥1 cm,活检病理证实食管下段的正常复层鳞状上皮被化生的柱状上皮所取代,其中伴有肠上皮化生的巴雷特食管发生癌变的风险较大。

食管癌分为食管鳞状细胞癌(简称食管鳞癌)和食管腺癌。虽然我国食管癌以食管鳞癌为主,但是随着世界范围胃食管反流病的增

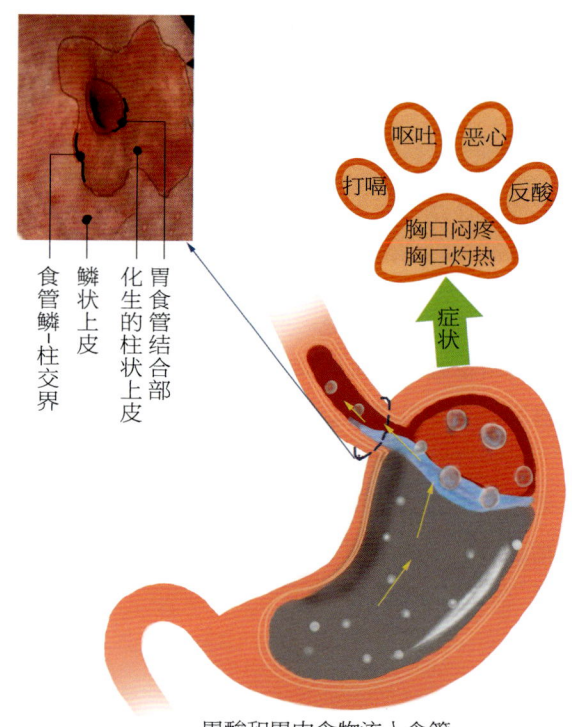

胃酸和胃内食物流入食管

加,我国巴雷特食管/食管下段柱状上皮化生和食管腺癌的发病率也在增加。有报道显示,80%的食管腺癌与巴雷特食管密切相关,我国巴雷特食管的癌变率和西方国家相近,为0.61%左右。对巴雷特食管的胃镜筛查、诊治是预防食管腺癌的关键。

胃镜活检巴雷特食管黏膜从无异型增生(又称为上皮内瘤变)到低级别异型增生(低级别上皮内瘤变),再到高级别异型增生(高级别上皮内瘤变),最后到食管腺癌。这就是巴雷特食管发展为食管腺癌的病理变化。定期胃镜检查并活检,是监测巴雷特食管有无癌变的最可靠方法。

我们建议,伴有低级别异型增生(低级别上皮内瘤变)的巴雷特食管患者,应密切监测随访,每6~12个月随访1次。一旦发现高级别异型增生(高级别上皮内瘤变)或者早期巴雷特食管腺癌,医生会建议进一步检查,以评估病变浸润深度及淋巴结转移情况,并判断是否适合内镜下根治切除治疗。

66 射频消融治疗巴雷特食管有效吗

控制胃食管反流、消除症状是治疗巴雷特食管的首要原则，随访和胃镜复查是预防巴雷特食管癌变的主要措施，从而达到预防或治愈高级别异型增生（高级别上皮内瘤变）、早期食管腺癌。因此，治疗巴雷特食管的主要方法有生活方式干预、药物治疗和内镜下治疗。

射频消融是内镜下损毁治疗巴雷特食管的一种方法。其原理是利用肿瘤细胞对热的耐受能力比正常细胞差这一特点实现治疗的。射频发生器产生的高频射频波通过插入肿瘤组织中的电极发出射频电流，在经过辅助电极形成回路，通过周围组织中的分子摩擦和离子逸散而产热，局部温度可达 90~100 ℃，导致肿瘤组织发生凝固性坏死。国内巴雷特食管诊治指南建议：对于伴有低级别异型增生（低级别上皮内瘤变）的巴雷特食管患者，建议行内镜下切除或消融治疗；不行治疗的伴有低级别异型增生（低级别上皮内瘤变）的巴雷特食管患者，予以密切监测随访，每 6~12 个月随访 1 次。而国外报道，射频消融对于伴有或不伴有高级别异型增生（高级别上皮内瘤变）的巴雷特食管也有较好疗效。

早期食管癌及癌前病变内镜治疗的风险有哪些

早期食管癌及癌前病变常用的内镜下切除技术为内镜黏膜下剥离术（ESD）。

首先，我们来看看什么是内镜黏膜下剥离术？内镜黏膜下剥离术是指内镜下使用高频电刀与专用器械，将胃肠道病灶包括胃肠道早期肿瘤与其下方正常的黏膜下层逐步剥离，以达到将病灶完整切除的目的。主要目的是对早期消化道肿瘤进行诊断和治疗。

内镜黏膜下剥离术最大优势在于可以让更多的早期消化道癌能够在内镜下一次性完全切除，不改变消化道结构、免除了患者开腹手术的痛苦和风险，以及减少术后生活质量下降等优点。

当然，虽然内镜治疗早期食管癌及癌前病变有很多优势，但作为一项手术，同样存在一定的风险，主要风险包括出血、穿孔、术后狭窄、感染等。术后出血指术后出现呕血、黑便等征象。术后穿孔可以

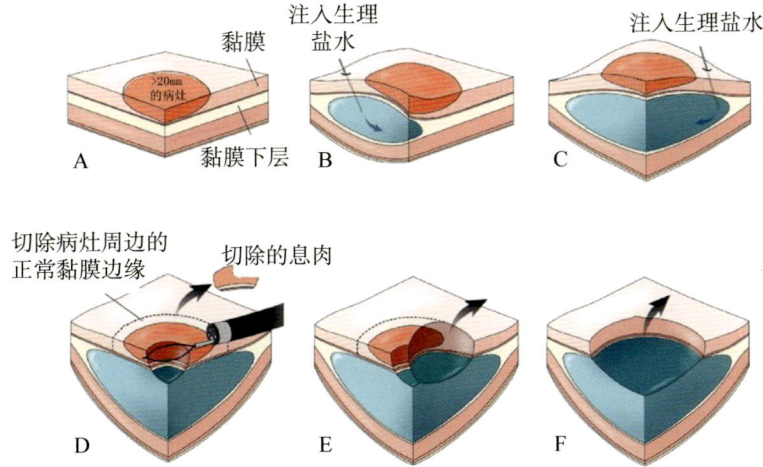

EMR治疗　局限于黏膜层的扁平无蒂占位病变进行治愈性的内镜切除

出现头颈胸部皮下气肿等穿孔征象,腹部平片或 CT 发现纵隔气体等,应考虑术后穿孔。穿孔与操作者经验、病变部位及大小、病变处有无溃疡形成、创面肌层暴露等相关。术中发现穿孔,后续操作应减少注气、注水,切除结束后及时夹闭,术后予禁食、胃肠减压、静脉使用抗生素及支持治疗等多可恢复。并发气胸时,应行负压引流。内镜下夹闭失败或穿孔较大无法夹闭时,可考虑外科手术。食管狭窄指内镜切除术后需要内镜下治疗的食管管腔狭窄,常伴有不同程度的吞咽困难,多在术后 1 个月出现。病变大小、浸润深度及创面环周比例和纵向长度与食管内镜切除术后狭窄相关。内镜下食管扩张术是最常规的治疗方法。总体而言,并发症发生的概率是比较小的,所以大家也不要担心,医生也会积极处理。

早期食管癌及癌前病变内镜治疗预后如何

同传统的手术治疗相比,内镜下微创治疗拓展了早期食管癌及其癌前病变治疗的范围,既能将肿瘤完整切除,又能保留消化道的正常功能,经济安全,降低了患者的身体负担,提高了其术后生活质量。医师可根据食管病变特点、长度以及范围为患者选择最佳的微创治疗方式。

由于食管癌内镜下治疗的长期预后与癌细胞侵犯深度密切相关,因此并不是所有的食管癌都适合用内镜进行治疗,患者在选择时应听从医师建议,选择适宜的治疗方案,不应盲目追求"微创"。

在医生介绍内镜治疗方案时,患者往往被一些专业术语弄得云里雾里,那么常用的早期食管癌内镜治疗方案都有哪些呢?目前临床应用最多的是内镜黏膜下剥离术(ESD),它对面积较大且形态不规则或合并溃疡、瘢痕的肿瘤具有良好的切除效果,是目前治疗消化道早

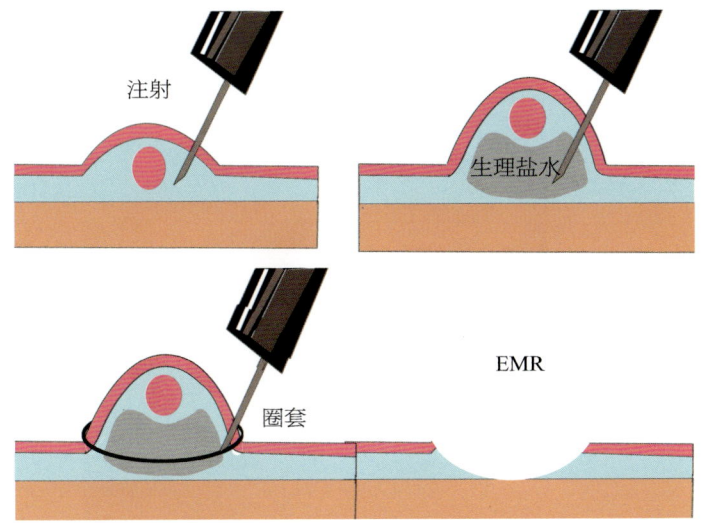

期癌及癌前病变的首选方法，但操作难度大，并发症多。而内镜下黏膜切除术（EMR）及多环套扎黏膜切除术（MBM）技术则相对容易掌握，但难以对客观评价病变的侧切缘和基底切缘。包括射频消融术（RFA）、光动力学疗法（PDT）、氩离子凝固术（APC）等内镜下非切除治疗则是对内镜切除治疗的补充，有待进一步推广和研究。

随着我国医疗改革政策的施行以及癌症早诊、早治工作的不断完善，早期食管癌及癌前病变的检出率不断提高，其治疗也将会有更进一步的发展，而内镜下微创治疗凭借其各方面的优势，将会是治疗早期食管癌和癌前病变的主要方法和发展方向。

早期食管癌及癌前病变内镜治疗后如何安排随访

多数早期食管癌及癌前病变在接受根治术后,一般都能获得满意的治疗效果,并且创伤小,恢复快。但请注意,当你以健康的身体和愉悦的心情重新开始生活和工作时,千万不要认为自己已经完全逃离了癌症的魔爪。因为早期食管癌也是癌症,与其他恶性肿瘤一样,即使接受了彻底的治疗还是有可能复发或转移,并且食管很容易发生多原发性食管癌(在食管其他部位出现新的病变)。这就是为什么医生还是会督促每一名患者治疗后一定要按时定期随访和复查的原因。

(1) 切片化验(病理)结果说肿瘤已经切"干净"了,既然已经彻底治好了,怎么还会"死灰复燃"呢?怎样才能尽早发现?

对于早期食管癌及癌前病变,特别是肿瘤局限在黏膜层的患者,通过内镜下根治性治疗后,几乎100%可以达到治愈。但是,任何恶性肿瘤本身都具有浸润生长及转移的潜在危险,内镜或手术切除术只能将局限在食管的肿瘤细胞"杀死",而对于转移或者浸润到治疗区

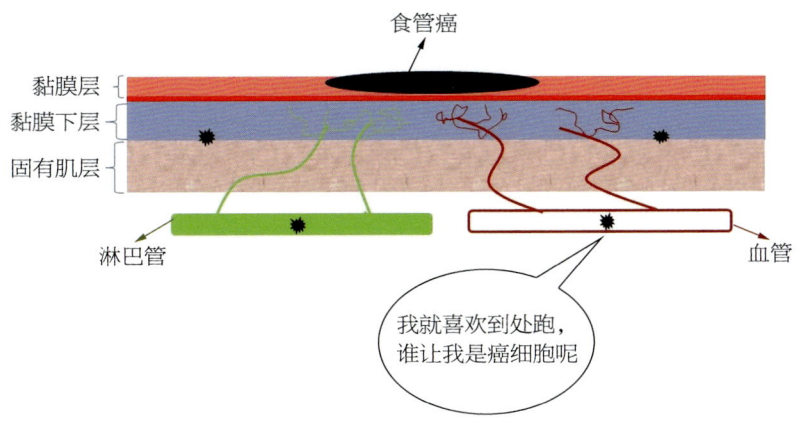

域以外的肿瘤细胞是无能为力的。能不能做一些检查来明确肿瘤细胞到底有没有完全清除？是的，问题的关键就在这里。目前，临床上还没有任何一项检查可以肯定每一个肿瘤细胞都已经被清除。可能有个别癌细胞"跑"到治疗区域以外或者淋巴结里，但由于细胞量很少，任何检查都不能发现它们，这些"偷偷跑出去"的癌细胞就为肿瘤复发和转移打下伏笔，在一定的条件下，它们就会"死灰复燃、卷土重来"。此外，治疗区域以外的其他食管黏膜也有再次发生肿瘤的可能（异时性多原发食管癌）。因此，为了防止这些微小病灶或者新发病灶给患者健康带来危害，我们必须要及早发现它们。能够做到这一点的就只有定期复查、随访。

(2) 治疗后怎样安排复查随访？需要复查什么项目？

胃镜检查是很重要的复查及随访项目，通常在内镜切除术后第3、6、12个月各复查1次胃镜，第6、12个月时复查胸部CT，若无残留、复发、转移，此后每年复查1次胃镜及胸部CT。随访时检查医生若发现阳性或可疑病灶时会进一步行染色、放大内镜等检查并活检进行病理诊断。另外，医生会根据每个患者的情况，进行肿瘤标志物、肝脏影像学或PET-CT等检查。复查随访很重要，切不可因为怕麻烦就侥幸躲避。

与外科手术相比，食管癌内镜黏膜下剥离术治疗的优势有哪些

目前治疗食管癌的方法有内镜切除、外科手术、放化疗等，到底选哪一种治疗方法是临床医生根据肿瘤部位、大小、深浅、有无转移、患者一般情况（心功能、肺功能、肝肾功能、凝血功能及营养状况等适不适合手术）等条件权衡利弊后决定的。一些患者认为只有外科手术才能根治食管癌，其实对于早期食管癌（病灶局限在黏膜内或仅有黏膜下浅层浸润，无淋巴结及远处转移），内镜黏膜下剥离术（ESD）的治愈率和外科手术相比并无明显差别，并且 ESD 具有许多优点。①食管入口处无法进行外科治疗，但可进行 ESD 治疗。②外科手术创伤大，一旦出现复发、异时性食管早癌时很难再进行手术治疗；而 ESD 创伤小，出现复发或异时性食管早癌经过评估后有可能再次接受 ESD 治疗。③ESD 用时短，对患者心肺功能要求没有外科那

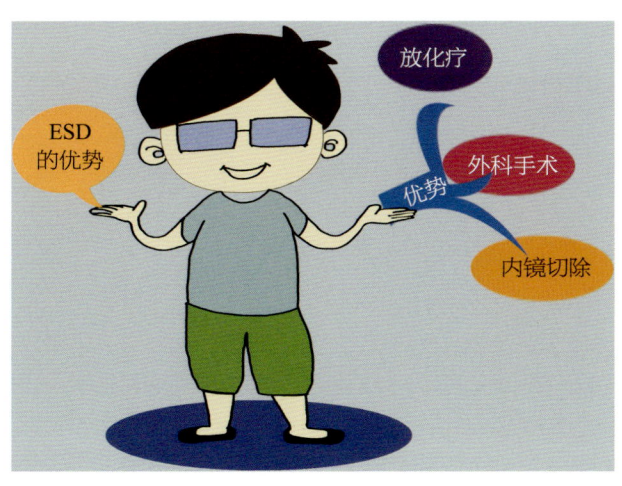

么严格。④ESD治疗平均住院天数明显缩短，一般ESD术后禁食24小时，开放饮食后第2天就能回家休养。⑤行ESD治疗所需的住院费用也明显低于外科手术。⑥ESD技术开展至今日渐成熟，虽然有出血、穿孔、狭窄等风险，但几乎不需要外科干预；而由于食管解剖位置特殊，外科手术出现并发症相对较多。但ESD并不能解决所有食管病变，术前检查过程中一旦发现病变不是早期病变，应当选择外科手术治疗；不能进行外科手术或者有手术禁忌证的患者可选择放化疗。因此，应该根据每个患者不同分期、不同情况选择最优的治疗方式。

食管癌内镜黏膜下剥离术后还需要追加手术治疗吗

临床上常会遇到准备做食管癌内镜黏膜下剥离术（ESD）的患者在术前不断纠结，到底 ESD 能不能把病灶切干净，还需不需要在 ESD 术后再追加手术治疗呢？

其实，ESD 能否把食管癌切干净，主要取决于病灶的分期，早期食管癌内镜下切除的绝对适应证：病变局限在上皮层或黏膜固有层的 T1a 期食管癌，淋巴结转移风险极低，内镜下切除是可以获得根治的。内镜下切除的相对适应证：病变浸润黏膜肌层（M3）或黏膜下浅层（T1b-SM1，黏膜下浸润深度 < 200 μm）。

目前我国 ESD 整块切除率为 80%~100%，完全切除率为 74%~100%。完全切除率还是非常高的。

食管癌 ESD 术后是否需要追加手术主要依靠 ESD 术后病理决定，发生以下情况时应该考虑追加手术：①黏膜下浸润深度≥

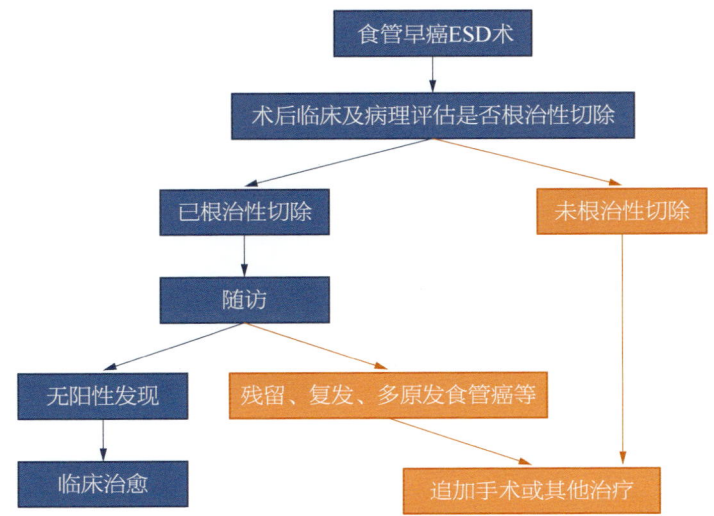

200μm；②淋巴管、血管浸润阳性；③低分化或未分化癌；④垂直切缘阳性。

此外，在食管癌 ESD 术后随访过程中，若发生术后残留（术后 6 个月以内原切除部位以及周围 1cm 内发现肿瘤病灶）、局部复发（术后 6 个月以上原切除部位以及周围 1cm 内发现肿瘤病灶）、同时性多原发食管癌（内镜治疗后 12 个月以内在原切除部位 1cm 以外发现新食管肿瘤病灶，可能源自治疗时遗漏的微小癌灶）、异时性多原发食管癌（内镜治疗后超过 12 个月在原切除部位 1cm 以外发现新食管癌病灶）等情况下，可以首先考虑再次行 ESD 术，若内镜治疗失败也可追加手术或放化疗。

因此，食管癌行 ESD 并不是一劳永逸的，一定要关注术后病理结果并且注重术后随访，一旦发生上述情况，要马上就诊，必要时追加手术或放化疗等综合治疗方式。

72 食管癌内镜黏膜下剥离术后会复发吗，哪些情况下容易复发，复发了该怎么办

做了食管癌内镜黏膜下剥离术（ESD）的患者会问，内镜手术已经做好，病灶切除了，那么食管癌还会复发吗？

其实，做了食管癌 ESD 术后，还是有可能出现局部复发的，但局部复发的概率并不高。研究发现，ESD（术后随访时间超过 1 年）局部复发率仅为 0.55% 左右。局部复发是指术后 6 个月以上原切除部位以及周围 1 cm 内发现肿瘤病灶。

哪些情况下容易复发呢？

研究发现，局部复发可能与肿瘤浸润深度过深、病变位于食管上段以及患者存在食管癌家族史等密切相关！因此，这也提醒存在这些高危因素的患者，尤其要注意术后密切随访。随访时应结合染色和（或）放大内镜检查，发现阳性或可疑病灶时行指示性活检和病理诊

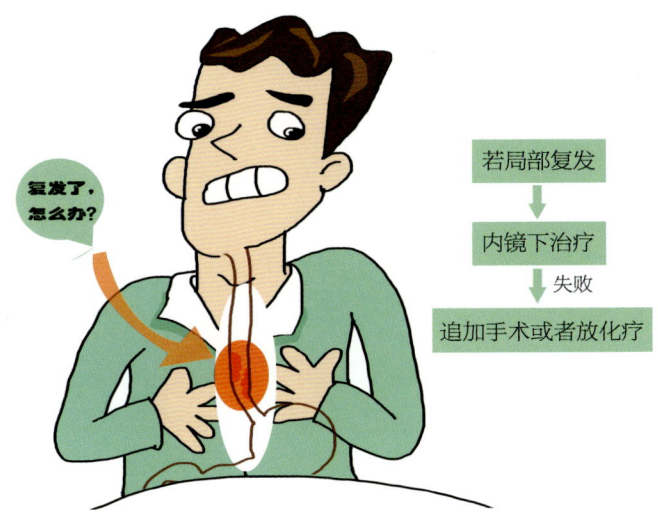

断，希望可以让这部分容易出现局部复发的高危人群在术后随访的过程中，对局部复发病灶也能做到早发现、早治疗，以获得最佳治疗效果。

如果万一碰上局部复发，该怎么办呢？还能不能做 ESD 呢？

如果出现局部复发，由于已经做过 ESD，手术部位会出现组织粘连等术后改变，加大了再次 ESD 的难度。但是，我们还是可以再次通过内镜下治疗将病灶加以清除。当然，如果内镜治疗失败，还可以追加手术或者放化疗。

73 食管癌内镜黏膜下剥离术后患者如何调整饮食

食管内镜黏膜下剥离术（ESD）后的患者，面对手术报告中手术的创面难免感到困惑：我什么时候才能吃东西呢？吃东西会不会影响到伤口的愈合呢？部分患者会因为吞咽时引起的疼痛而对经口饮食产生抵触情绪，事实上大可不必。有研究发现，及早进行经口饮食可以让患者更加舒适，住院时间更短，费用更低，而不会增加术后出血、腹痛及溃疡等并发症的发生率。对 ESD 术后饮食，我们的建议是，禁食24～72小时，饮食由流质开始，1～2天后过渡到半流质饮食，半流质低纤维软质饮食2～3周后，如果无特殊不适，再到正常饮食。对于有高血压或心律失常等慢性病的患者，应本着"禁食不禁药"的原则，用少量水吞服相关药物。ESD 术后出院的患者，应禁

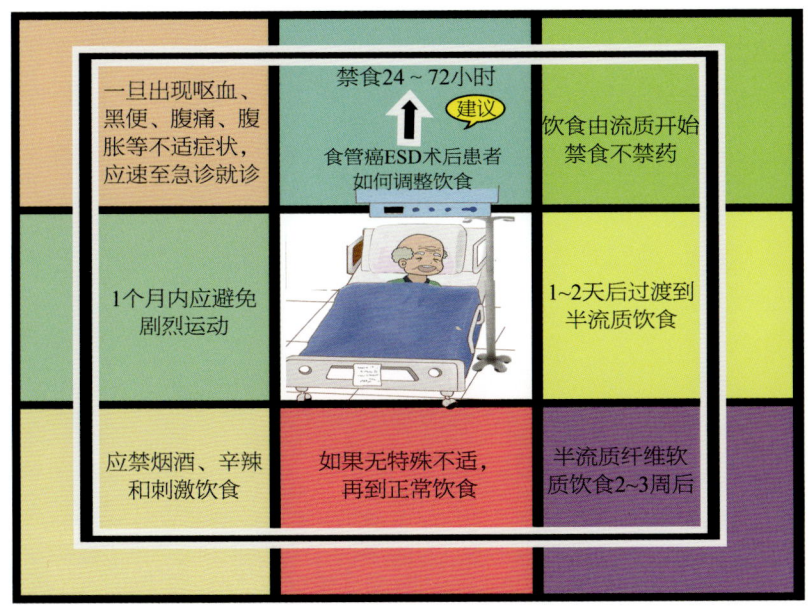

烟酒、辛辣和刺激饮食，1个月内应避免剧烈运动，否则有迟发出血可能，一旦出现呕血、黑便、腹痛、腹胀等不适症状，应速就诊。

部分创面较大的手术，会使用较多的钛夹，有患者可能会感到疑惑：创口上那么多的钛夹，一直存在于食管壁上，会不会影响进食呢？如果脱落了，会对胃肠道黏膜造成损伤么？其实对这个问题大可不必焦虑，内镜手术中用的钛夹体积小，重量轻，均经过前期临床试验被证明是安全可靠的，在食管黏膜愈合后，钛夹一般会自动脱落，随粪便排出，而不会对胃肠道造成损伤。

食管癌内镜黏膜下剥离术后需要注意什么

内镜黏膜下剥离术（ESD）是治疗早期食管癌的首选微创内镜治疗方式，可以整块切除，复发率低，5 年生存率接近 100%。尽管如此，做完 ESD 手术，不是万事大吉了，患者应在出院后及时随访自己内镜手术的病理报告，并根据病理结果定复查内镜时间。如为早癌，一般术后 3 个月、6 个月、12 个月复查内镜，之后建议每年复查。如为癌前病变，复查内镜时间可适当延长。食管 ESD 术后有发生溃疡的风险，出院后应口服质子泵抑制剂（PPI）类药物，一般疗程 4~8 周；病灶大，切除标本直径 > 3 cm，或有凝血功能异常、糖尿病

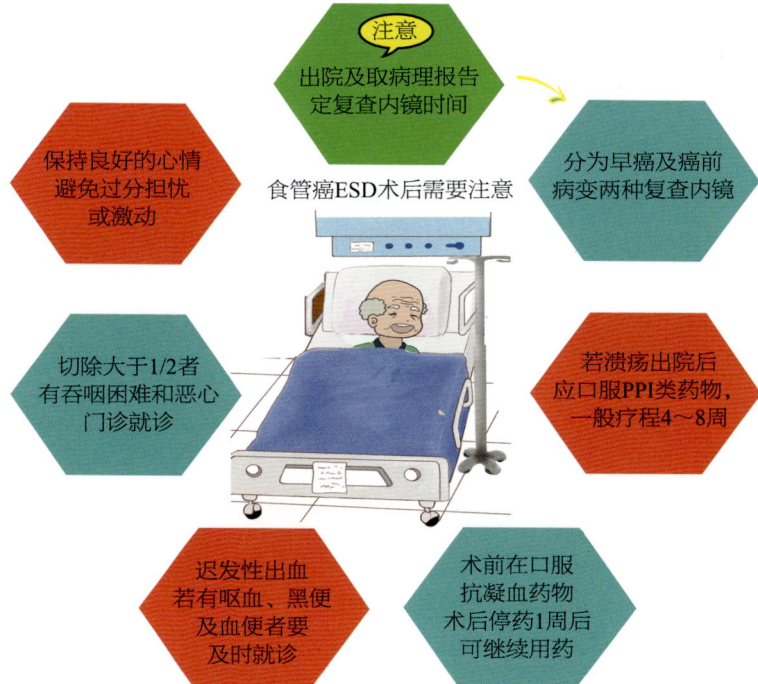

等，适当延长疗程。

迟发性出血是食管ESD的常见并发症，多发生在ESD术后48小时至1周内。若有呕血、黑便及血便者要及时就诊。ESD术后狭窄多见于贲门、食管环周切除大于1/2者，多发生于ESD术后3~4周的溃疡愈合期。一般有吞咽困难和恶心等症状，如有上述表现，建议门诊就诊，必要时行内镜下扩张治疗。此外，患者需要保持良好的心情，过分担忧或激动的情绪均可诱发胃肠道功能紊乱，应激条件下也会增加胃肠道出血和穿孔的发生率。

内镜治疗后食管术后狭窄的治疗方法有哪些

内镜在食管疾病治疗中的应用越来越广,现在可以通过内镜完整切除早期食管癌、食管良性肿瘤等。但内镜切除病灶后,组织、黏膜修复过程中会形成瘢痕,进而引起狭窄,尤其是病变范围较大、内镜下切除的组织多时更容易出现食管术后狭窄。

内镜在食管术后狭窄的治疗中也起到很重要的作用。目前常用的治疗食管狭窄的方法主要包括内镜下食管扩张术和支架治疗。食管扩

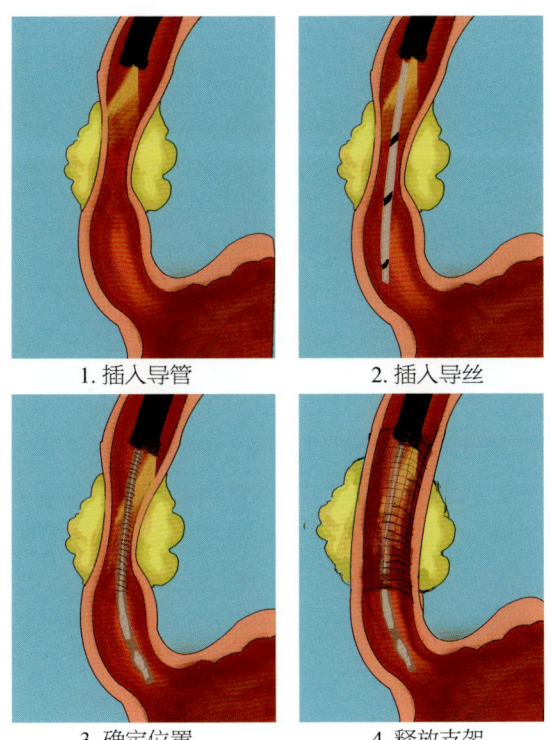

1. 插入导管　　　2. 插入导丝

3. 确定位置　　　4. 释放支架

内镜下食管支架治疗

张术有探条扩张和内镜下球囊扩张。内镜下食管扩张术是治疗食管良性狭窄的有效方法，探条扩张术是先从内镜孔道送入导丝，通过食管狭窄部后进入胃腔，再根据食管狭窄程度选择大小合适的探条，从小到大逐步扩张狭窄段，依次更换更大直径的探条进行扩张。内镜下球囊扩张则是内镜下从活检孔道直接送入球囊扩张导管通过狭窄段，在透视下确定狭窄段位于球囊正中，然后往球囊内注入液体或者气体，使球囊膨胀达到扩张的目的。内镜下食管扩张术对单纯食管良性狭窄治疗效果较好，少部分需要反复多次扩张达到良好效果，主要的治疗风险有扩张时食管穿孔、出血、感染等。

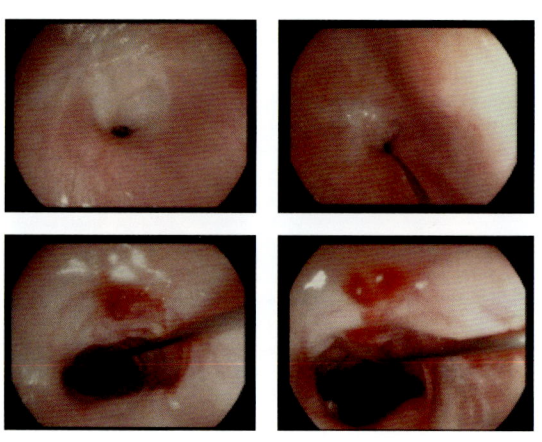

支架治疗食管狭窄目前广泛应用于难治性食管狭窄或者食管恶性狭窄的患者中。食管支架孔径大，改善狭窄效果好，持续时间较长，不需要反复扩张，主要的风险包括疼痛、支架移位、肉芽组织形成、食管溃疡形成等。随着技术的更新，研发出的支架的种类繁多，有可回收的覆膜金属支架、药物洗脱支架、生物可降解支架等。

76 内镜治疗前是否需要停用抗血小板药物，停用多久

随着生活条件、饮食条件的改善，我国心脑血管疾病的发病率逐年升高，并成为我国居民排名第一的死亡原因。许多心血管疾病患者、冠脉或脑血管放过支架的患者都需要长期服用抗血小板药物。常用的抗血小板药物主要有阿司匹林和噻吩并吡啶类药物（氯吡格雷和普拉格雷）。抗血小板药物可降低特定人群发生心血管事件的风险，但也会使凝血功能下降，增加出血风险。停止服用阿司匹林/氯吡格雷5天、普拉格雷7天后血小板才会恢复正常的聚集功能。

对于无需活检取样的内镜诊疗，可以继续服用所有的抗血小板药物。如果服用阿司匹林或氯吡格雷单药抗血小板治疗的患者需要进行活检取样，我们建议继续进行抗血小板治疗。在联用阿司匹林和噻吩并吡啶双药抗血小板的患者中，如果预期活检后无需进行电凝止血，仍然建议继续进行双联抗血小板治疗。

对于内镜下息肉切除术，无论息肉大小，阿司匹林都不建议停止使用。如果息肉大于1 cm且必须切除，在患者不存在血栓高风险的前提下，建议停止使用噻吩并吡啶类药物。当不能停止噻吩并吡啶类药物治疗的患者（血栓高风险患者）必须切除息肉时，切除息肉后应该进行内镜下充分止血。对于不能停用噻吩并吡啶类药物的大息肉（＞1cm）患者，可考虑先行活检取样，延期行息肉切除术。

77 内镜治疗后多久可口服抗血小板药物

对于停药行内镜治疗的患者,在应用质子泵抑制剂的情况下,建议早期恢复抗血小板治疗;接受双联抗血小板治疗的患者应恢复至少一种抗血小板药物治疗。研究表明,内镜治疗后早期恢复低剂量阿司匹林治疗不会增加患者术后出血的发生率。

中晚期治疗

78

什么是中晚期食管癌

食管癌是我国最常见的恶性肿瘤之一,死亡率居恶性肿瘤的第四位,仅次于肺癌、胃癌和肝癌。每年平均病死二十余万人,男性多于女性,发病年龄多在40岁以上。这可能与我国部分人群饮食习惯有关,包括长期食用腌制食品、食物过硬、过热、进食过快,长期饮酒、吸烟等。

临床上早期食管癌症状常不明显,很容易忽视。中期食管癌的典型症状为进行性吞咽困难,先是对固体物质吞咽困难,继而是稀饭、面条等半流质食物吞咽困难,最后出现水、牛奶等流质食物吞咽困难。晚期食管癌的症状多因肿瘤压迫邻近组织引起,吞咽困难进一步

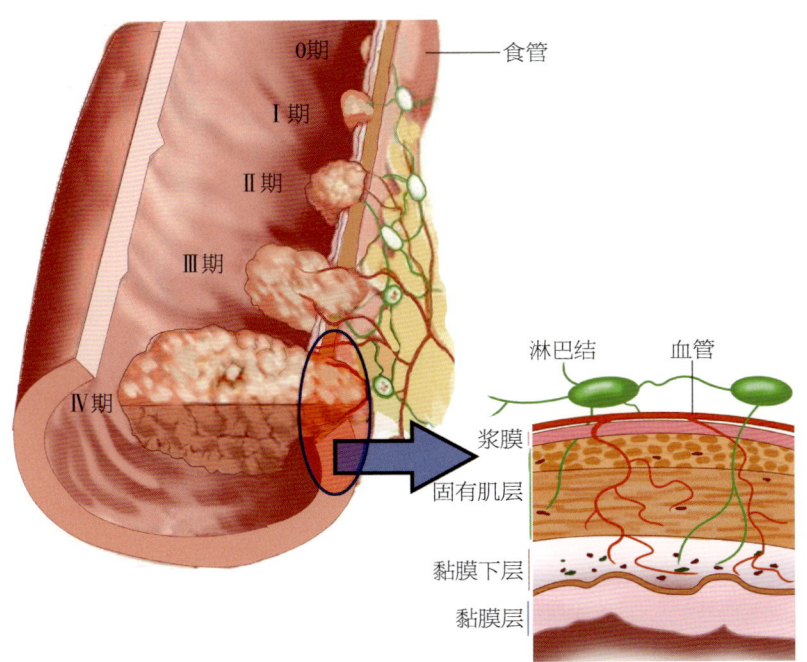

加重，并可出现胸骨后或背部持续性隐痛。若压迫喉返神经，出现声音嘶哑；若压迫气管，则可出现咳嗽及呼吸困难等。

当然仅根据临床表现推断有无食管癌有失偏颇，明确是否患食管癌及食管癌的分期还要进行一系列的检查。目前常见的检查包括胃镜检查明确有无病变、超声胃镜检查明确病变范围、活检病理检查明确病理性质、CT或MRI检查明确有无淋巴结及远处转移。

食管癌的分期需综合多个因素考虑，首先要看肿瘤侵犯深度，其次要看有无淋巴结转移和其他脏器转移。食管癌依据肿瘤TNM标准分期可分为五期，即0期、Ⅰ期、Ⅱ期、Ⅲ期和Ⅳ期。在临床上我们可简单分为早中晚三期：早期相当于0~Ⅰ期，是指肿瘤侵犯局限于黏膜和黏膜下层，肿瘤＜3 cm，局部淋巴结没有转移的患者；中期相当于Ⅱ~Ⅲ期，是指肿瘤已经侵犯到肌层和浆膜；晚期相当于Ⅳ期，是肿瘤有远处淋巴结转移或者远处脏器转移，如出现肺、肝脏等转移。

食管癌分期

临床分期	TNM分期	病变范围	转移情况
早期	0期	侵犯局限于黏膜层	无转移
	Ⅰ期	侵犯黏膜下层	无转移
中期	Ⅱ期	侵犯部分肌层	无转移
	Ⅲ期	侵犯到肌层和外膜	局部淋巴结转移
晚期	Ⅳ期	有明显外侵	远处淋巴结转移或远处器官转移

食管癌的扩散和转移方式

扩散和转移是恶性肿瘤的特征之一,是指恶性肿瘤细胞从原发部位,经淋巴道、血管或体腔等途径,到达其他部位继续生长的这一过程。一般而言,食管癌的扩散和转移方式包括以下四类。

一是食管壁内扩散。简单地说,就是食管癌细胞通过癌旁上皮表面扩散,也就是底层细胞癌变。食管癌细胞还常沿食管固有层或黏膜下层的淋巴管浸润。

二是直接浸润邻近器官。这一类情况是指癌细胞的侵犯不仅局限于食管范围内,还影响到食管周围的脏器。比如,食管上段癌可侵入

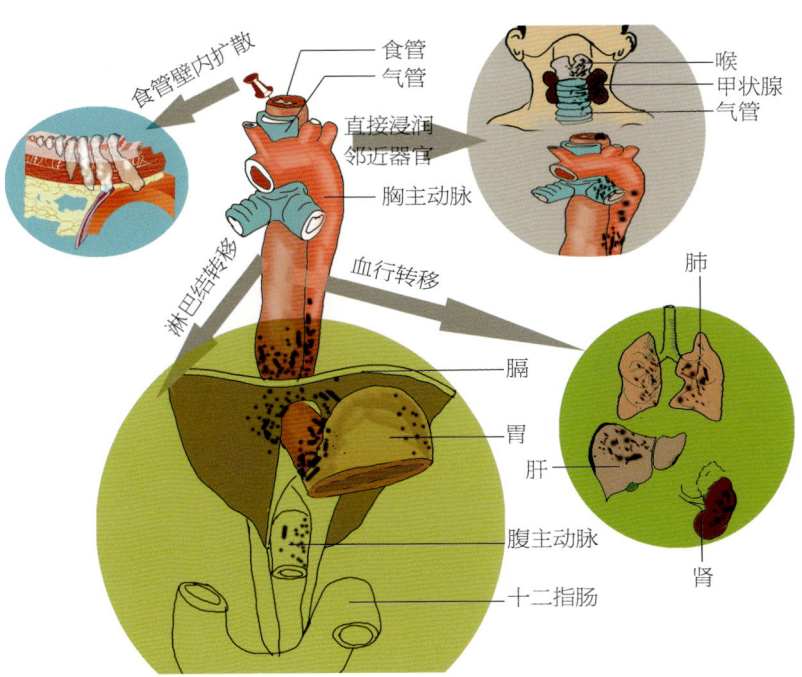

食管癌的扩散和转移方式

喉部、气管及颈部软组织，甚至侵入甲状腺；食管中段癌可侵入支气管，形成支气管-食管瘘，也可侵入胸导管、奇静脉、肺门及肺组织，部分可侵入主动脉，形成食管-主动脉瘘，引起大出血致死；食管下段癌可累及心包。据统计，食管癌受累脏器的频度依次为肺和胸膜、气管和支气管、脊柱、心及心包、主动脉、甲状腺及喉等。

三是淋巴结转移。淋巴结转移是恶性肿瘤最常见的转移方式之一，是指肿瘤细胞穿过淋巴管壁，脱落后随淋巴液被带到其他部位淋巴结，并且以此为中心生长出同样肿瘤的现象。食管中段癌常转移至食管旁或肺门淋巴结；食管下段癌常转移至食管旁、贲门旁、胃左动脉及腹腔等淋巴结，偶可至上纵隔及颈部淋巴结。据统计，食管癌淋巴转移的频度依次为纵隔、腹部、气管及气管旁、肺门及支气管旁。

四是血行转移。这是指肿瘤细胞进入血管，随血流转移至较远的部位，形成继发性肿瘤。食管癌的血行转移见于晚期患者，常见的转移部位依次为肝、肺、骨、肾、肾上腺、胸膜、网膜、胰腺、心、甲状腺和脑等。

中晚期食管癌的治疗方式有哪些

中晚期食管癌的治疗方法包括手术治疗、化疗、放疗、介入治疗以及综合治疗，两种或以上疗法同时或先后应用称为综合治疗。

目前手术仍是治疗食管癌的首选方法。全身情况良好、心肺功能良好、无明显远处转移证据的患者，优先考虑手术治疗。手术的适应证要求相对严格，基础条件是早期进行治疗，如果出现远处转移，预后也不是很好。手术可切除肿瘤并行附近淋巴结清扫，切除下来的标本送检病理进一步明确食管癌的病理类型和侵犯淋巴结的程度。但是手术治疗并不是一劳永逸，因为食管癌较早容易淋巴结转移，所以手术治疗通常联合放疗或者化疗一起进行，具体方式要根据临床实际情况评估后决定。通常手术治疗会联合放疗或者化疗进行，手术前或手术后联合化疗或者放疗能够杀死微小病灶，降低远处转移或者复发的可能。

晚期食管癌一般是指出现了远处脏器转移的患者，大部分已失去手术治疗机会，可采用化疗、放疗或放化疗相结合的综合治疗。放化疗主要是通过药物或者射线杀死清除肿瘤细胞，目的是希望控制癌症的病灶，抑制癌症细胞进一步转移扩散。当然无论是化疗还是放疗都有一定的毒副反应，因为在杀死肿瘤细胞的同时也会损伤人体正常细胞，部分患者会出现恶心、呕吐、骨髓抑制、放射性食管炎等反应。

综合治疗则是联合放疗、化疗、中医中药治疗、介入治疗、生物治疗等，通过优化治疗结构，最大程度杀死肿瘤细胞，延缓肿瘤复发和进展，减少副反应发生的概率。为了能够降低毒副反应，部分患者可联合中医中药进行治疗。晚期食管癌患者如果出现食管狭窄不能进食,还可以进行内镜下介入治疗置入食管支架缓解梗阻症状,解决进食问题。综合治疗的目的在于提高治疗效果,缓解食管癌患者症状,有效延长生存时间。

哪些食管癌适合手术治疗

外科手术是食管癌的主要根治性手段之一，在早期阶段外科手术治疗可以达到根治的目的，在中晚期阶段，通过以手术为主的综合治疗可以使其中一部分患者达到根治，其他患者生命得以延长。

当然，并不是所有患者均适合手术治疗。临床医师会根据问诊、体格检查、各种实验室和影像学等辅助检查，充分评估患者，以制订全面、合理和个体化的治疗方案。判断适合手术与否主要包括两个方面——全身情况和病变情况。全身情况很好理解，外科手术创伤较大，而且需要全身麻醉，需要患者有较好的体力耐受，如果存在心脏、肺、肝脏、肾脏等重要脏器功能不全，这些患者很可能无法接受外科手术。病变情况一般采用 TNM 分期这种专业的标准，主要依据增强 CT、PET-CT 和超声内镜（EUS）评估食管癌的局部浸润情况（T 分期和 N 分期），结合脑磁共振或 CT 及全身骨核素扫描等评估是否有转移（M 分期）。笼统地说，很早期或较晚期的食管癌都不适合外科手术治疗。

根据最新的国际指南（UICC/AJCC 分期），最早期的食管癌（T1aN0M0 期），也就是病变较浅，局限于黏膜固有层或黏膜肌层，主要以内镜下治疗为主。病变更深一些但还没有侵及食管邻近的其他脏器（T1b~3），最多有 2 个区域淋巴结转移（N0~1），而且没有其他远处脏器转移的患者，适合首选手术治疗。如果病变侵犯范围更深，但还没有侵及主动脉、椎体或气管，区域淋巴结转移在 6 个以下，而且没有其他远处脏器转移（T3~4aN1~2M0）的患者，可选择先行术前辅助化疗或放疗，结束后再评估是否可以手术治疗。如果病变浸润范围超过以上所述的范围，或者有远处脏器转移，这些患者一般推荐行根治性放化疗而非手术治疗。

82 中晚期食管癌可以通过胸腔镜切除吗

食管癌是我国消化系统常见恶性肿瘤,其发病率和致死率居高不下,对于食管癌患者来说,主要治疗方式就是手术治疗。但是传统的开胸手术创伤较大,恢复慢,并发症发生风险高。随着微创治疗技术的逐步发展,很多患者可能听说过很多医院开展胸腔镜治疗食管癌的案例,那么中晚期食管癌是否也可以通过胸腔镜进行切除呢?

胸腔镜食管癌根治术作为一种微创治疗手段,不仅降低了手术难度,还具有创伤小、术后疼痛小、淋巴结清扫效果理想和术后并发症发生率低等特点,弥补了传统手术的不足。由于胸腔镜下食管癌根治术微创优势突出,结合患者实际病情,选择治疗术式时应优先考虑,尤其是老年和肺功能较差的食管癌患者,微创术式对患者胸壁破坏更小,对肺功能做了最大程度的保护,为老年患者术后恢复提供了更有

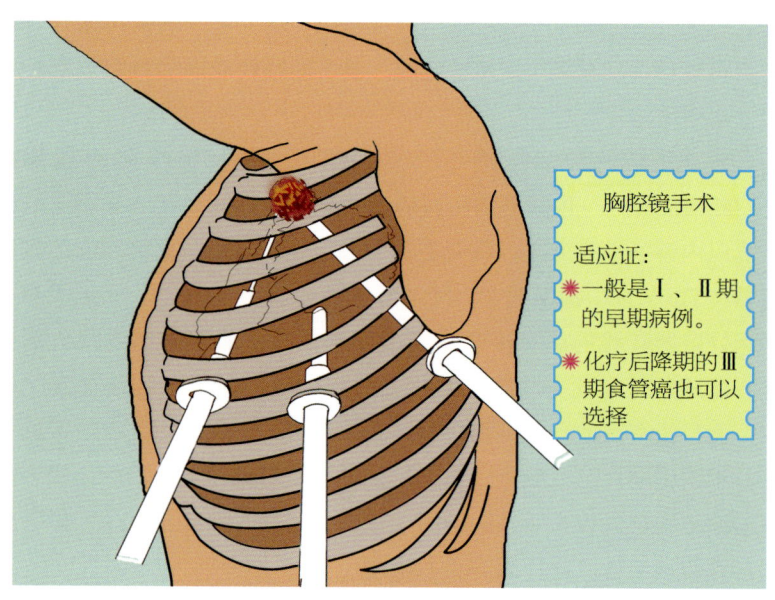

胸腔镜手术

适应证:
* 一般是Ⅰ、Ⅱ期的早期病例。
* 化疗后降期的Ⅲ期食管癌也可以选择

利的基础条件。

目前临床上胸腔镜食管癌根治术的适应证一般是Ⅰ、Ⅱ期的早期食管癌病例,对胸腔镜下食管癌根治术治疗中晚期食管癌的手术有效性、安全性及肿瘤根治性方面尚存在争议。但是经过手术方案的不断完善,化疗后降期的Ⅲ期食管癌也可以选择腔镜手术。

作为腔镜手术,胸腔镜下食管癌根治术也具有一定局限性。因器械操作较为精细,故对较大组织难以进行有效分离与切除,尤其是对有广泛胸腔粘连的分离较难控制,对病变组织边界的感知程度也不如开放术式。另外,本术式对操作者的熟练程度、技术水平要求较高,是实施胸腔镜下治疗食管癌时应注意的问题。

因此,手术方案的选择应根据病情变化谨慎选择,不应盲目追求"微创"。

83 食管癌手术治疗的常见并发症有哪些

外科手术是临床治疗食管癌的常用手段,但食管癌术后常会出现一些并发症,这些并发症给患者带来很大的痛苦,有些甚至危及患者生命。下面简单介绍食管癌术后常见并发症及处理措施。

(1) 反流性食管炎

反流性食管炎是食管癌术后常见的并发症,主要表现为每一餐后身体前屈或夜间卧床睡觉时,有酸性液体或食物从胃食管反流至咽部或口腔,伴有胸骨后烧灼感或疼痛感、咽下困难等症状。

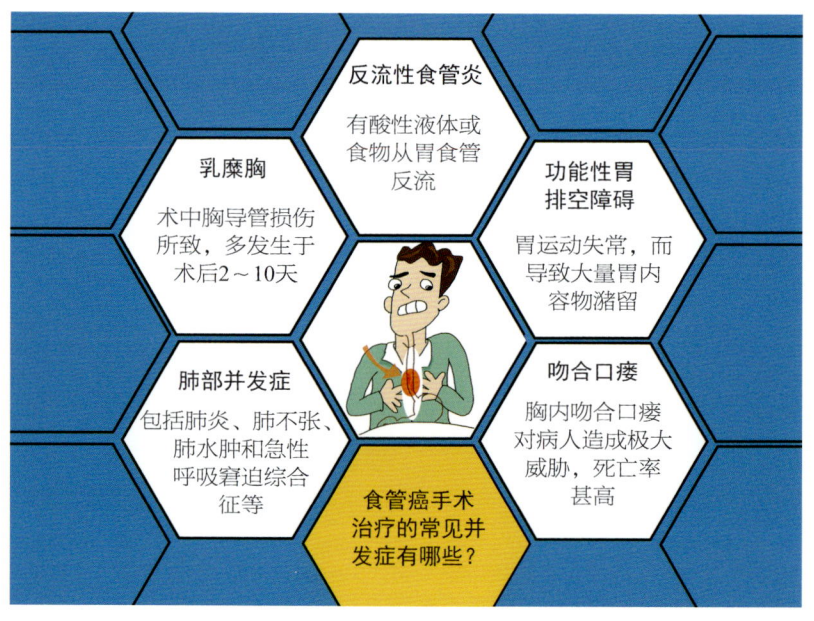

(2) 功能性胃排空障碍

部分食管癌患者在切除时还需要切除胃壁，甚至胃的一部分，且食管与胃相连，功能上可产生相互的影响。食管癌切除手术后，常易出现胃运动功能失常，引起胃功能排空障碍而导致大量胃内容物潴留。

(3) 吻合口瘘

颈部吻合口瘘对病人生命不造成威胁，经引流多能愈合；胸内吻合口瘘对病人造成极大威胁，死亡率甚高，胸内吻合口瘘多发生在术后5~10天，病人呼吸困难及胸痛，X线检查有液气胸征，口服碘水可见造影剂流出食管腔，应立即放置胸腔闭式引流、禁食，使用有效抗生素及支持治疗。

(4) 肺部并发症

肺部并发症包括肺炎、肺不张、肺水肿和急性呼吸窘迫综合征等，以肺部感染较为多见，应引起高度重视；术后病人多咳嗽、咳痰，加强呼吸道管理以减少术后肺部并发症的发生。

(5) 乳糜胸

乳糜胸为术中胸导管损伤所致，多发生于术后2~10天，病人觉胸闷、气急、心慌。胸水乳糜试验阳性；一旦确诊，应放置胸腔闭式引流，密切观察引流量，引流量较少者，可给予低脂肪饮食，维持水电解质平衡及补充营养，部分病人可愈合。对引流量大的病人，应及时剖胸结扎乳糜管。

84

食管癌手术切除的预后如何

目前,外科手术切除仍是治疗食管癌的主要方法。我国食管癌的外科手术切除率已达到 80%~90%。近年来,随着手术方式的改进和先进技术的应用,对部分局部晚期、切除难度大、病变位置较高的食管癌患者也进行了根治性切除,并且术后选择性地应用了放疗和化疗综合治疗。因此,评价影响这些患者预后的危险因素,对综合治疗方案的选择和判断食管癌患者的预后很有帮助。

那么影响食管癌手术切除预后都有哪些主要因素?在这里可以简单归纳为 T、N、M、R、G 五大因素,即肿瘤的大小(T)、淋巴结转移情况(N)、远处转移(M)、术后癌残留(R)及肿瘤生长形式(G)。通常来讲,我们可以把它理解为肿瘤越小、淋巴结转移越少、远处转移越少、肿瘤侵犯深度越浅、肿瘤切除越完整,其手术切除预后更加理想, 5 年存活率也越高。

目前,我国Ⅰ期食管癌 5 年存活率为 83.3%,Ⅱ期食管癌为 46.3%,而Ⅲ期、Ⅳ期食管癌 5 年存活率仅有 26.4% 和 6.7%。正是由于大部分食管癌患者发现时已属于中晚期,我国食管癌整体预后情况不甚理想,因此对食管癌高发人群进行筛查,提高食管癌早期诊断率,是降低食管癌病死率的主要方法。

85 食管癌术后如何安排随访

食管癌是我国最常见的消化道肿瘤之一，虽然目前在基础和临床领域均取得了重要进展，治疗效果相较以前有了显著提高，但食管癌具有恶性程度高，易复发或转移的疾病，所以手术之后并不能掉以轻心，有必要进行长期的定期随访。

不同治疗方案的食管癌术后患者应该如何安排随访呢？对于术后食管癌患者，第1~2年内推荐每3个月随访1次，第3~5年每6个月随访1次，此后每年随访1次；随访内容包括病史询问和体检，根据临床情况决定行血常规、血液生化（肝肾功能、蛋白质、肿瘤标志物等）、内镜和上消化道造影及CT等影像学检查。如怀疑有复发转移，依据病情推荐行PET-CT、MRI及骨扫描等检查，并及时转放疗及化疗。

对于根治性术后接受辅助化疗的患者，因无明确观察指标，推荐在完成既定的化疗后行影像学检查。如病情稳定，且无自觉症状，在治疗结束后的2年内，可每3~6个月进行随访，内容包括病史询问、体格检查、复查影像学，并根据临床需要复查血常规、血生化、消化内镜等。自第3年起，可每6~12个月进行随访，内容同上。自第6年起，可每年随访1次，内容同上。

内镜切除后随访要求3个月、6个月和12个月各复查1次内镜，若无复发，此后每年复查1次内镜。随访时应结合染色和（或）放大内镜检查，发现阳性或可疑病灶行选择性活检及病理诊断。另外，肿瘤标志物和相关影像学检查亦不可忽视。同时应警惕异时多原发食管鳞癌和第二原发癌（如头颈部鳞癌、胃癌等）。

86

食管癌术后吻合口狭窄怎么办

食管癌吻合口狭窄是食管癌根治术后常见的并发症之一，主要表现为吞咽困难。一般导致吻合口狭窄的主要原因为术中操作不当、吻合口吻合不佳、吻合口长期炎症水肿等。特别是近几年器械吻合在临床广泛应用后，增加了吻合口狭窄的发生率。

食管癌患者多合并营养不良，机体能量消耗殆尽，根治术后如果出现吻合口狭窄，对患者的心理摧残较重，进食困难又阻碍了营养的摄取，加重机体衰弱，直接威胁着患者的生活质量甚至生命安全。因此，及早发现、确诊吻合口狭窄，给予及时、科学的对症治疗，对提高患者生活质量，延长生存时间具有重要意义。

那么我们应该怎么做呢？不要怕！运用球囊扩张术或置入支架等治疗手段治疗吻合口狭窄，具有创伤小、并发症少、治疗操作简单、治疗效果显著并且可重复治疗等优点，是目前治疗吻合口狭窄的首选治疗方法。

当然，治疗术后的心理护理、营养支持、健康宣教、定期随访等临床护理措施，对患者的康复具有重要的促进作用。帮助患者树立治疗信心，掌握一定的自我监测疾病的能力，养成良好的饮食习惯和生活规律，均能够避免疾病对机体的严重伤害，对提高患者生活质量、有效延长生存时间，具有重要意义。

87 食管癌术后吻合口狭窄,如何解决饮食问题

首先,解决饮食问题之前我们应了解食管癌术后严重吻合口狭窄的原因。食管癌治疗之后最常见的并发症是食管癌术后吻合口狭窄,吻合口处有残余癌细胞是形成吻合口狭窄的主要原因,会导致瘢痕形成,肿瘤复发,从而造成吻合口狭窄。一旦出现术后吻合口狭窄,患者的生活质量和身体健康会受到极大的影响。尤其是肿瘤复发,对患者的心理会造成巨大的冲击,同时由于术后吻合口狭窄对患者的进食造成极大影响,使患者得不到足够的营养供给。

那么,该怎么办呢?如果进食困难,肠内营养和肠外营养是常用的选择。肠内营养途径主要有经鼻十二指肠营养管和空肠造瘘营养管。经鼻十二指肠营养管在食管癌患者中有独特的优势,食管癌切除过程中将鼻十二指肠管通过幽门送入到十二指肠非常方便。所以,鼻十二指肠营养管是食管癌术后狭窄患者肠内营养最常用的途径。肠外营养的输注途径因营养液的性质和可能输注的时间不同而异。对于食

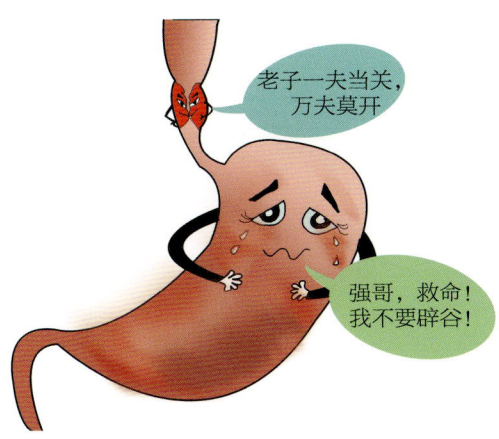

管癌术后患者,临床上常选用中心静脉置管和经外周置入中心静脉导管作为肠外营养的输注途径。

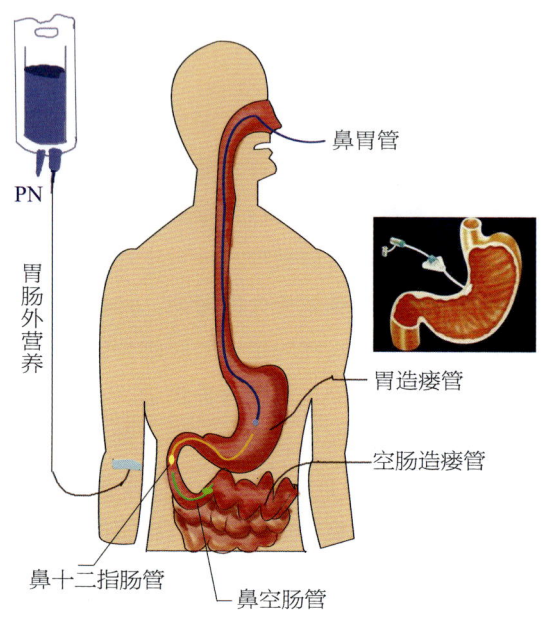

食管癌患者手术后饮食需要注意什么

有人觉得食管癌术后应该只能喝稀饭等流质软食，从而导致营养不足，病人生活质量很差。所以我们必须明白食管癌术后饮食调理是食管癌治疗的基石。手术后病人体质虚弱，且食管癌直接影响到进食部位，因此食管癌术后饮食调配对于病情的改善至关重要。

食管癌术后饮食需要格外注意，术后3天内是禁止饮食的。一般3~4天后，肠蠕动恢复，拔除胃管，第五天可进无渣流质饮食，以水为主，每次50 ml，每2小时一次。第六天进流质饮食，以米汁为主，每3小时一次，每次100 ml。第七天以鸡蛋汤等易消化的食物为主。手术后的食管不同于正常食管，更应注意食管卫生，避免食用刺激性食物及调料，少量多餐，食物不宜过热、过硬等。

食管癌手术一周后给病人含有高蛋白质和高维生素的软食或半流食，尽可能利用其胃肠道的吸收功能多补充营养，使病人有较好的身体状况，以便能接受手术后化疗、放疗。食管癌术后7~17天后就可以食用全营养的膳食，如肉汤、鸡汤、鱼汤冲鸡蛋、米汤、稀粥加各种菜汁等。

食管癌术后可能会出现一些不适症状，因此，可以根据患者的自身习惯，加以相应的调料提高患者食欲。①有吞咽困难者，可选用鲫鱼、鲤鱼、河蚌、乌骨鸡、生梨、荔枝、甘蔗等。②呃逆者可选用荔枝、柿子、核桃、苹果、萝卜等。③有泡沫黏液者可选用薏苡仁、橘子、苹果、橄榄、海蜇、荸荠、牡蛎等。④改善胸闷、胸痛的食物有韭菜、马兰头、无花果、杏仁、海黄鳝、猕猴桃等。

选择抗癌食物，力求有针对性。药食同源，部分食物兼具食疗抗癌作用，可有针对性地选择应用。日常生活中的食物如大蒜、豆制品、绿茶等，都是抗癌良药。香蕈、莼菜、桂圆等均有不同程度的提高免疫力和治疗作用。此外，尚有很多品种如无花果、地耳、杏仁、荸荠、乌梅、百合、银耳等，都有积极的抗癌作用。

需要强调的是，如果能定期服用中药，除了身体免疫力得到加强以外，还能防止癌症的复发转移。利用人参皂苷 Rh2 的抗肿瘤和免疫调节功效，帮助加快患者术后的康复和防止术后复发，能起到积极的作用。

总的来说，食管癌术后患者要积极配合治疗康复，养成良好的生活饮食习惯，定期复查，这样才能达到尽可能好的预后。

89

食管癌放疗的最佳时间

并不是所有的癌症首选方法都是放疗,而且放疗也有其最佳时机的选择。

食管癌的治疗目前有两种标准模式:对可切除的行手术切除,对不可切除的行同期放化疗。接受手术的 5 年生存率为 15%~39%,而接受放疗者为 8%~15%。两种模式的失败均为局部转移和远处转移。在两种模式治疗下,局部失败高达 54%~55%, 5 年生存率仍低至 20%~27%。

目前手术仍然是食管癌的主要治疗手段,但Ⅱ~Ⅲ期食管鳞癌单纯手术的 5 年生存率仅为 20.6%~34.0%。对临床分期较晚的食管癌,目前推荐采用手术、放疗、化疗相结合的综合治疗模式。最常见的联合方式为手术前同期放化疗加手术切除。对不可切除的食管癌,不加手术的同期放化疗是标准治疗方式。近 20 多年来,国外进行了大量同期放化疗治疗食管癌的实验,并得到阳性结果,生存率和局部控制率都有明显提高,因此同期放化疗已成为了美国和欧洲等国家的局部非手术治疗食管癌等标准方案。

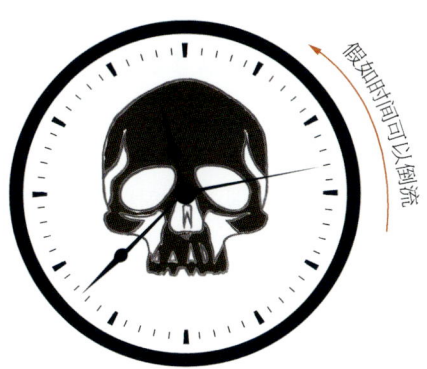

90 食管癌放疗的常见并发症有哪些

很多患者就诊时都会问："医生,是不是放疗多一些,癌细胞就会被杀死的多一些,这样生命也会更长一些呀!"其实,放疗是一把双刃剑,在治疗肿瘤的同时也会损伤周围的正常组织。食管癌放疗时也会产生这样或那样的并发症。常见的有以下几种。

(1) 放射性食管炎

一般在放射治疗剂量达 20 Gy 以后,可出现下咽困难、下咽疼痛和胸骨后疼痛。

(2) 放射性气管炎

气管受照射剂量达 20 Gy 以后,即可出现气管炎性反应,产生咳嗽,多为干咳无痰;气管受照射剂量 70 Gy /（30～35次）/ 8 周,可能出现严重的并发症;气管狭窄多在治疗 4～6 个月以后发生。

(3) 食管穿孔、食管瘘及大出血

因肿瘤侵及周围器官或血管,食管瘘是难以完全避免的,这并非放射剂量超量所致,食管大出血绝大多数为突发性和致死性的。

(4) 放射性肋骨损伤

因为斜野照射内包括肋骨,吸收放射线可引起放疗后放射性肋骨骨折,多数为几根肋骨同时或不同时的骨折,与个体敏感性有关。

(5) 放射性肺炎

随着放射治疗技术的改进,放射性肺炎已明显减少,但近几年放化疗同期或序贯应用，使放射性肺炎发生率有所增加。放射性肺炎多数无明显临床症状，随着 CT 的日益普及，无症状的放射性肺炎和后期的肺纤维化检出率明显上升。

(6) 放射性脊髓炎

模拟机下定位能够清楚地避开脊髓，因此患病率很低，应严格控制脊髓受量在耐受范围内。个体放射敏感性高者，脊髓剂量低于耐受剂量也可能发生放射性脊髓炎。

(7) 放射性食管狭窄

放射治疗后肿瘤病灶消失，但因局部纤维化，瘢痕形成，在原病变处及照射野内形成食管管腔狭窄，管壁僵硬，从而影响进食。放射性食管狭窄的发生往往与放射治疗前食管癌浸润程度有关，腔内放射治疗将会增加食管狭窄的发生率。

91

食管癌放疗后出现食管气管瘘怎么办

很多食管癌患者经过放疗后会出现食管气管瘘，食管气管瘘是指食管和气管之间形成了一个病理性通道，导致食物漏进气管，进而出现饮水或进食时剧烈咳嗽，还可继发肺部感染，严重时危及生命。那么，放疗后出现食管气管瘘后应该怎么诊治呢？

临床上诊断食管气管瘘的主要方法有上消化道造影、胸部CT增强扫描及三维重建。食管气管瘘发生后治疗较为困难，这主要是与气管膜部弹性纤维破坏后难以愈合有关。治疗食管气管瘘需要将消化道与呼吸道隔断，再加上营养支持和肺部抗感染。治疗方法主要包括支架植入术、外科修补、旷置食管和食管胃经胸骨后途径颈部吻合术、皮下注射生长抑素促进瘘口愈合和内镜外科技术。

支架植入术是通过物理方法来遮盖瘘口，可迅速封闭瘘口和改善症状。此外，还有放射性食管支架具有局部放疗的作用，比较适用于食管气管瘘患者。放疗后并发食管气管瘘患者需要长期置入支架。

外科修补术根据食管气管瘘的位置，可采用胸锁乳突肌前缘斜切口或颈部切口，对瘘口进行缝合，或置入肌瓣，或腱瓣加固。

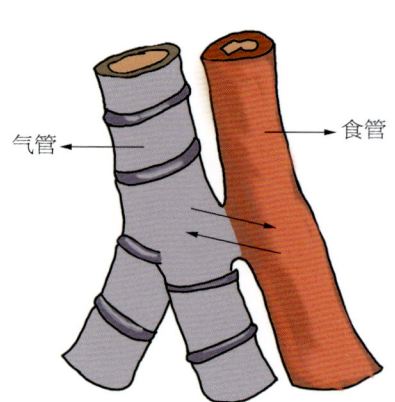

旷置食管和食管胃经胸骨后途径颈部吻合术属于姑息治疗，适用于多次行支架治疗失败、不能耐受手术或手术难度大者。这种方法可降低创伤，术后患者可进食，生活质量大大提高。

皮下注射生长抑素可促进瘘口愈合。生长抑素具有抗肿瘤和抗血管生成的作用，但是其治疗时间较长，临床疗效还需要大规模临床研究加以证实。

内镜外科技术主要是指在内镜下夹闭或缝合瘘口，患者术后恢复快。内镜下硝酸银烧灼可缩小瘘口，高压氧治疗可促进瘘口愈合。

综上所述，在放疗时尽可能注意避免剂量过大和周期过多，可在一定程度上降低食管气管瘘的发生率。一旦怀疑有食管气管瘘，比如出现咳嗽、咳痰等症状时，应及时到医院就诊，必要时进行食管造影或肺 CT 检查。食管气管瘘明确诊断后，治疗前就不要再经口进食了，因为这样会使瘘口扩大，加重肺内感染。

92 食管癌放疗后复发怎么办

食管癌放疗后是有复发的可能性。放疗后复发食管癌的病理类型一般不会发生改变，因此与放疗前的临床治疗策略是基本一致的，但是这时更要考虑肿瘤细胞对药物敏感性的影响。举个简单的例子，我们用杀虫剂去消灭田地里的害虫，第一次杀虫效果比较好，但是仍可能有极个别害虫存活和繁殖，而用杀虫剂再次灭虫时，这些残存的害虫则很难被消灭，需要我们采用新的灭虫办法。

放疗后复发食管癌的治疗还是需要了解患者的具体情况，再据此制订个体化的治疗方案。医生需要明确患者的肿瘤分期、病理类型、肿瘤细胞分化程度和一般身体健康状况等因素后，进行综合考虑。治疗原则主要是要及时放化疗，同时辅助中医药和生物靶向治疗。食管癌目前主要治疗方法有外科手术、放疗、化疗、抗血管生成治疗、内镜下食管支架置入以及中医中药等。

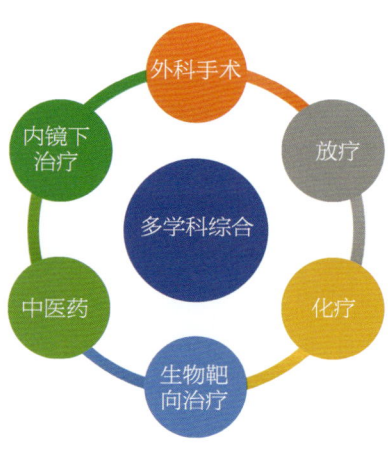

食管癌放疗后复发的多学科综合治疗

食管癌放疗后根据病情进展，如患者身体状况允许，建议再程放疗和同步放化疗，用体外放疗结合腔内放疗来控制病灶部位转移，延长生存期；如患者身体状况较差，选择中药保守治疗更有可能使患者受益。比如，人参皂苷 Rh2 能抑制肿瘤细胞再生，诱导癌细胞凋亡，防止病情进一步恶化。还有研究者提出，对于食管癌放疗后复发患者，应争取补救性手术治疗。因此，如中下段食管癌患者可耐受手术风险，应选择以手术为主的综合治疗。此外，多学科治疗是食管癌放疗后复发治疗的重要思路，不仅可提高患者肿瘤细胞的敏感性，而且还可清除术后残余肿瘤细胞，达到预防肿瘤转移复发和提高患者生存质量的目的。

93 食管癌放疗患者的饮食护理

绝大多数食管癌患者都有不良饮食习惯并缺乏营养知识,因此放疗期间也更容易出现营养不良。因此,食管癌患者放疗前后营养支持在整个治疗和康复过程中是非常重要的。

(1) 放疗前饮食护理

◆ 应保证蛋白质摄入:放疗前就要开始增加营养摄入,多数患者在放疗前病变狭窄程度高,故应当以流食为主,每日少量多餐。补充蛋白质是放疗后恢复健康最有效可行的方法,它能减轻射线的毒副作用,对提高免疫力,减轻病情和巩固疗效具有重要作用。如已发生营养不良,则可能需要补充更多蛋白质。可根据患者喜好,合理调配蛋白质饮食摄入。

◆ 补充维生素和多种微量元素:大部分维生素和微量元素必须通过饮食加以补充。比如,维生素C是一种抗氧化剂,具有防癌抗癌的功能。食管癌患者平时可多吃一些维生素C含量高的食物。B族维生素主要功能是调节生理代谢过程,如严重缺乏,会诱发癌症和疾病。B族维生素广泛存在于食物当中。

常见维生素种类及主要食物来源

	主要食物来源
维生素C	新鲜蔬菜和水果
维生素 B_1	豆类、糙米、牛奶、家禽
维生素 B_2(核黄素)	瘦肉、蛋黄、糙米及绿叶蔬菜、小米
维生素 B_3	动物性食物、肝脏、酵母、蛋黄、豆类、蔬菜水果含量少

（续表）

	主要食物来源
维生素 B_5	酵母、动物肝脏和肾脏、麦芽、糙米
维生素 B_6	瘦肉、果仁、糙米、绿叶蔬菜、香蕉
维生素 B_{12}	肝、鱼、牛奶

(2) 放疗期间饮食护理

● 放疗期间需进食高蛋白质、高热量、高维生素和易消化的食物：根据食管狭窄程度可进流质、半流质和软质。注意饮食多样性，禁忌刺激性食物。消化功能好时，可给予各种豆类磨粉，多吃新鲜蔬菜和水果。如出现进食困难，进流食时间应长，细软流质，口服或鼻饲如混合菜泥、肉泥、牛奶、蒸蛋羹等流质或浓流质。放疗时，要避免食用辛辣、油腻和粗硬等刺激性食物，避免刺激局部加重症状和划破创面引起出血疼痛。我们可以用榨汁机制成水果汁或蔬菜汁饮用，用搅拌碾磨机，将煮熟的鸡蛋、熟肉等打成糊状。

● 放疗期间应注意多饮水：每日饮水量不少于 3 000 ml，大量饮水可促进毒素排泄，减轻全身放疗反应。此外，进食之后多饮水还能够防止食物梗阻，避免食物潴留导致感染，影响放射敏感性。

(3) 放疗后饮食护理

● 放疗后合理膳食和保持平衡膳食：每日必需进食高热量、优质蛋白质和富含维生素食物，多食新鲜蔬菜，以绿叶蔬菜为好。

新鲜蔬果、鸡鸭鱼肉、杂粮类和奶类每天都必不可少，这四类食物可提供足够的热量、蛋白质、多种维生素及矿物质，最好是少渣、细且烂。

● 应根据患者的症状选择食物种类：食欲差时，我们更要注意色香味搭配，注意食物感官性状。如有恶心、食欲不振和厌油腻等，多吃些降腻清淡食物，如酸梅汤、山楂汁、果汁、小米粥等有助消化。

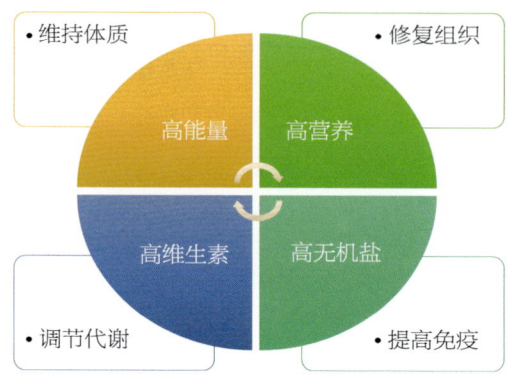

不用油腻油炸食物,避免进食高盐、过硬、过烫、酸辣食物,避免暴饮暴食,可少食多餐,要定时定量。

> 应多吃含有抗癌作用和提高免疫力的食物:放疗后应多食有抗癌成分食物,如大蒜、香菇、玉米、海藻、海带、紫菜、蛤、蛋黄、豆类、全麦面、坚果、南瓜以及人参、枸杞、山药、灵芝等;多吃提高免疫力食物和碱性食物,如紫菜、紫橄榄、紫葡萄、红萝卜等。

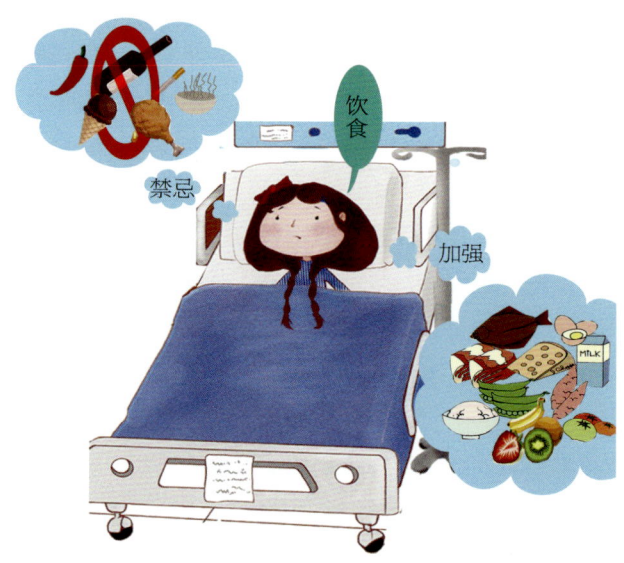

94 食管癌常用化疗药物,什么时候需要化疗

化疗是治疗食管癌的主要方法之一。医生在选择化疗方案时,需要结合患者个体化情况,即我们常提到的"个体化治疗"。食管癌病理类型不同,其化疗药物和方案也不尽相同。需要进行化疗食管癌患者:①不宜手术或放疗的各期食管癌患者;②术前或放疗前化疗者;③手术或放疗后巩固治疗及手术或放疗后复发患者;④大剂量放疗后局部病灶未能控制者;⑤预计生存时间不少于2个月,且心、肝、肾、骨髓功能正常,能进半流质饮食者。

简而言之,在没有更有效治疗方法的前提下,只要患者身体健康状况能够耐受化疗所带来的各种不良反应,都可以进行化疗。但是,

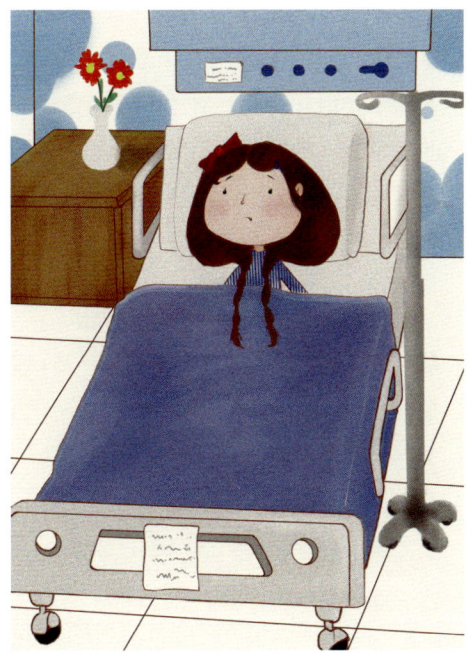

老年体衰或恶病质患者；心、肝、肾功能严重障碍，有感染发热、食管癌出血或穿孔患者；骨髓功能低下，白细胞计数 $< 4.0 \times 10^9/L$，血小板计数 $< 100 \times 10^9/L$，严重贫血或有出血倾向患者则不宜进行化疗。

化疗根据给药途径的不同可分为口服和静脉化疗。食管癌常用口服化疗药物包括卡培他滨、替吉奥和卡莫氟。卡培他滨每日 $2\,500\ mg/m^2$，连用两周，休息一周，每日总剂量分早晚两次于饭后半小时用水吞服。替吉奥 40 mg，每日两次，于早饭后和晚饭后各服一次，连服 28 天，后停药 14 天，为一个周期，可重复治疗。卡莫氟剂量成人每次 200 mg，每日 3~4 次；或按体表面积每日 $140\ mg/m^2$，分两次口服；或联合化疗时，每次 200 mg，每日 3 次。常用静脉化疗药物和方案见下表。PF 方案（氟尿嘧啶持续静滴 5 天 + 顺铂 d1~3）是临床治疗食管癌的一线化疗方法，应用最为广泛。与放疗同期治疗时，两种药物均有增加放疗敏感的作用。PF 方案不良反应相对较轻，主要为胃肠道毒性，包括恶心、呕吐、口腔炎等，应用止吐药物后可缓解。氟尿嘧啶个体耐受性差异较大，如患者腹泻和口腔炎较重，下一疗程需要减量。大剂量顺铂必须要进行水化和利尿。

化疗期间还应给予止吐、保肝、水化、碱化、防治尿酸肾病、抑酸保护胃黏膜、止泻等辅助治疗。化疗期间需要定期复查血常规和评估脏器功能，建议每周复查 1~2 次。根据具体化疗方案及血常规、肝肾功能化验结果的变化，调整复查时间间隔。

食管癌常用静脉化疗药物剂量及用法

多西他赛	单药 $75~100\ mg/m^2$；联合用药 $60~75\ mg/m^2$（d1）
紫杉醇	单药 $135~200\ mg/m^2$；联合用药 $135~175\ mg/m^2$（d1）
吉西他滨	$800~1\,250\ mg/m^2$，常用 $1\,000\ mg/m^2$（d1，8）
伊立替康	$60\ mg/m^2$（d1，8）
依托泊苷	$80~120\ mg/m^2/d$（d1~3，或 d1~5）
长春瑞滨	$25~30\ mg/m^2$（d1，8）

(续表)

培美曲塞	500 mg/m², d1
顺铂	75~100 mg/m², d1 或分 3 天
氟尿嘧啶	750~1 000 mg/m², 持续静滴 4~5 天
亚叶酸钙	300 mg, d1~5
奥沙利铂	85 mg/m²

食管癌常用化疗方案

PF	氟尿嘧啶持续静滴 5 天 + 顺铂 d1~3
TP	紫杉醇 d1 + 顺铂 d1~3
DP	多西他赛 d1 + 顺铂 d1~3
GP	吉西他滨 d1, 8 + 顺铂 d1~3
IC	伊立替康 d1, 8 + 顺铂 d1~3
DC	多西他赛 d1 + 伊立替康 d1, 8

95 化疗在食管癌治疗中的作用是什么，什么是新辅助化疗

化疗是化学药物治疗的简称，通过使用化学治疗药物杀灭癌细胞达到治疗目的。手术治疗和放疗只针对局部的肿瘤病灶，而化疗药物会随着血液循环遍布全身的绝大部分器官和组织，对于潜在的和已经发生的转移病灶都有疗效，因此在食管癌的治疗中起到重要作用。食管癌的化疗主要术后辅助化疗、新辅助化疗和姑息性化疗。

(1) 术后辅助化疗

有些食管癌患者手术中未能实现根治性切除；有些患者虽然在"肉眼上"实现了根治性切除，但肿瘤发生潜在扩散、转移的风险较高（淋巴结阳性者、血管侵犯者、病理类型为低分化癌者），可能存在未发现的微小转移灶。此时需要在术后进行辅助治疗（化疗、放疗、放化疗），力求清除残余病灶，降低术后复发可能，延长患者生存期。食管鳞癌术后是否进行辅助化疗仍存在争议，食管腺癌术后辅助化疗的证据已经较充分。辅助化疗一般在术后4周以后开始。术后恢复良好、考虑行术后辅助化疗的患者可在术后4周完善化疗前检查并开始辅助化疗；如果患者术后恢复欠佳，可适当延迟辅助化疗，但不宜超过术后2个月。

(2) 新辅助化疗

传统的辅助化疗指的是术后进行的化疗，而新辅助化疗是指在患者施行根治性手术前进行全身性化疗。其目的主要是通过化疗，实现肿瘤降期、消灭全身微小转移灶，并观察肿瘤对该方案化疗的反应程度，指导术后治疗，从而实现延长患者生存期、改善患者生存质量的

目标。分期较早的食管癌（T1b~3N0~1M0期）患者适合首选手术治疗，一般无需新辅助化疗。对于分期较晚、局部病灶难以切除或有两个以上淋巴结转移的食管癌（T3~4aN0~2M0期），患者可选择先行术前辅助放化疗或单纯化疗、放疗，术前辅助治疗结束后再评估是否可以手术治疗。

(3) 姑息性化疗

姑息性化疗不以根治肿瘤为目的，而是为了使肿瘤缩小、稳定，以争取长期维持。如果食管癌已经发生远处转移，失去根治性手术机会，如患者身体能耐受，则推荐行姑息性化疗。对于根治性治疗后出现局部复发或远处转移的患者，如能身体耐受，也可行化疗。

96 食管癌患者化疗时饮食上的注意事项有哪些

有人说吃得越多肿瘤长得越快,不吃饭能把肿瘤饿死。这是谣传,是伪科学。肿瘤的生长是需要营养支持,但人体维持正常生理功能也需要营养支持,万不可因噎废食。

很多医生都会告诉癌症患者该吃吃该喝喝,这不是简单的安慰,而是治疗中非常重要的一部分。但食管癌患者很特殊,在化疗或其他治疗中饮食有诸多讲究。首先多数食管癌患者存在吞咽困难或恶心、呕吐的症状,即使想吃也真的难以下咽。另一方面化疗也会引起厌食、恶心、呕吐等不适,不思饮食也非主观意愿。因此,食管癌患者的饮食不仅要考虑想不想吃,还要考虑能不能吃。

饭一定要吃,但能不能吃,该怎么吃就要分不同的情况了。

● 食管轻中度狭窄能进食者:可少吃多餐,进食流质或软食,食物尽量少渣,但营养要丰富。肉类和蛋类等高蛋白质食物要尽量补充,可做成肉松或蛋羹易下咽的食物。

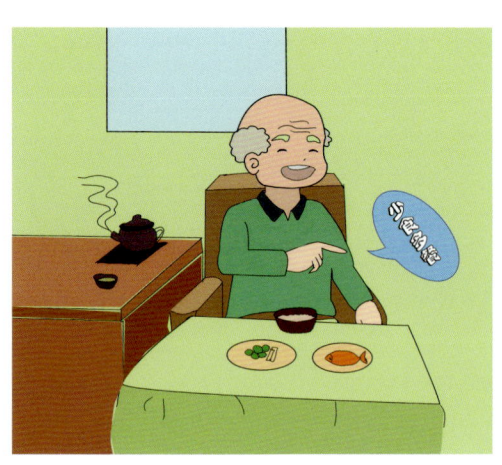

- 食管中-重度狭窄，吞咽困难伴恶心、呕吐严重或1个月内体重明显下降超过5%者：这些患者食管狭窄严重无法进食，可考虑放置鼻胃管或者鼻空肠管，通过管道把食物送到肠道，保障营养。如有条件，提前放置食管支架，将食管撑开也是可以的选择。
- 还有一些完全无法下咽且鼻饲管都无法通过者则可考虑手术，如胃造瘘术或者空肠造瘘术，将食物不通过口腔和食道输送进入肠道，保证营养供应。

简而言之，食管癌患者化疗期间引起的选择主要考虑食管通畅情况，不同的情况都有相应的解决办法，积极治疗，切莫因噎废食！

97

中药治疗食管癌的效果

祖国中医药博大精深,对各种疾病也都有不同的治疗功效。食管癌患者也可以考虑中医药治疗,但大家要清楚的是,目前中医药在食管癌的治疗上还处在辅助治疗地位,并不能取代目前常用的放疗、化疗、手术或内镜治疗。虽然不能互相取代,但却可以相辅相成,构成食管癌综合治疗的一部分。比如,中医药治疗有助于改善术后并发症,减轻放化疗的不良反应,可以作为食管癌治疗的重要辅助手段。对于高龄、体质差、病情严重无法接受西医治疗的患者,中医药治疗就成了重要的治疗手段。

对于早期发现的食管癌前病变,如食管溃疡与食管炎、食管黏膜白斑、食管上皮不典型增生、食管狭窄等,可选择中医药调理,对饮食结构、生活方式进行调整,有可能延缓肿瘤的发生。

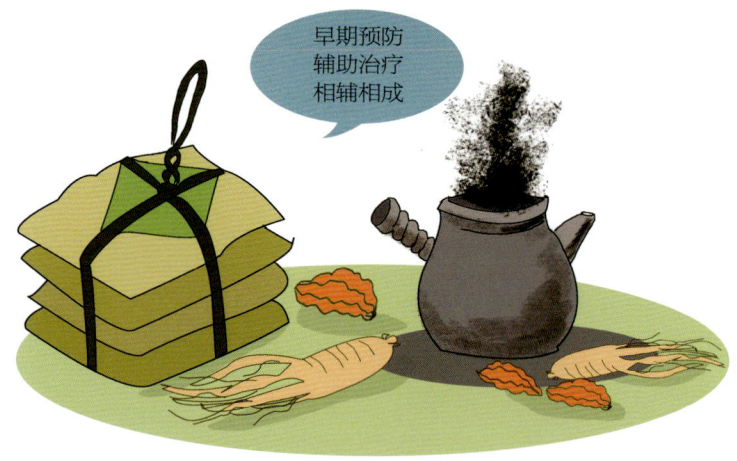

98 如何提高晚期食管癌的生活质量

提高晚期食管癌患者生活质量简言之就是减轻患者痛苦，让患者平静舒适地走完最后一程，这也就是目前所提倡的临终关怀。

家人和医护的关爱对于提高生活质量必不可少。家人的悉心照料，可以让患者身心愉快，减轻身体痛苦，而医护的关爱则能帮助患者重拾信心，有勇气与疾病作斗争。

除了精神的安抚以外，切实减轻患者身体的病痛也是提高生活质量非常重要的部分。这部分包括营养支持，缓解疼痛等。晚期食管癌患者往往食管极度狭窄梗阻，无法进食，加上肿瘤生长消耗，很多患者骨瘦如柴，体质极弱。因此，营养支持是重中之重。医护人员应根据患者情况，选择合适的营养补充方式，治疗合理的营养补充方案，保证患者足够的营养。另外，晚期食管癌会侵犯周围神经或者引起其

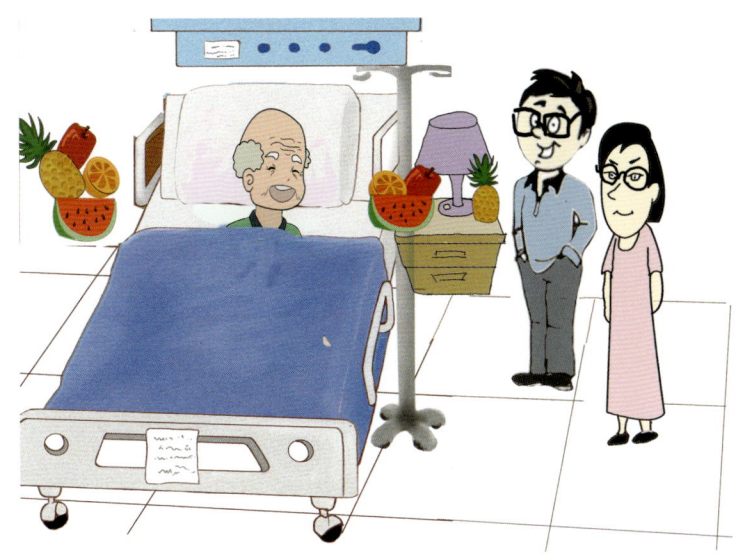

他部位转移，导致各种疼痛，长期的病痛是影响患者生活质量的重要因素，因此，止痛是提高生活质量的重要部分。但癌痛的治疗一定要规范，严格遵医嘱进行。

此外，中医药治疗也能减轻患者痛苦，提高生活治疗，可根据情况适当选择。

什么是靶向治疗,食管癌患者是否需要靶向治疗

靶向治疗是放化疗及手术治疗以外,目前较新的治疗方式。所谓靶向是指治疗药物靶向杀伤癌细胞,不"滥杀无辜",其原理是靶向药物进入体内专门去寻找癌细胞,找到后和癌细胞结合,进而杀伤癌细胞,而对机体其他组织损伤小,也就是治疗效果好副作用小。靶向治疗是一种较为理想的治疗方式,但难就难在癌细胞非常聪明,很多癌细胞长得并不一样,靶向药物携带的线索有限,癌细胞稍微改变一点点靶向药就找不到它们了,因此靶向治疗并非万能的。对于有些患者靶向药就跟一把锁开一把钥匙一样,甚至可以把癌细胞杀干净,但不配套的钥匙和锁,就没有任何作用了。

目前食管癌的研究中,尚无效果好的靶向药物问世,因此目前食管癌靶向治疗还是二线及以后的治疗方法,可以尝试,但不是常规治疗方法。

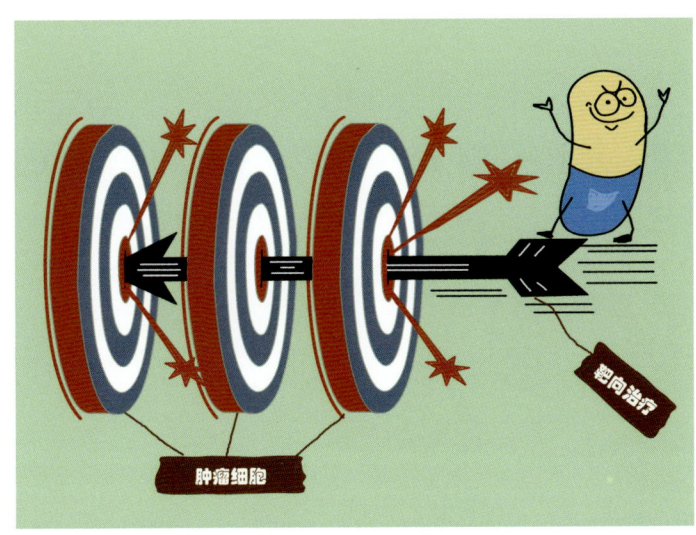

100 什么是免疫治疗，食管癌患者免疫治疗效果怎么样

免疫治疗是使用药物激活人体免疫系统，让免疫细胞杀死癌细胞。前面提及的靶向治疗，利用药物的靶向性，专门寻找癌细胞，找到了就将其杀死。而免疫治疗则是"借刀杀人"，何谓"借刀杀人"呢？其实就是用药物激活体内的免疫细胞，让免疫细胞去杀死癌细胞。

可能有人会疑惑，免疫细胞就在体内的，为什么它不直接杀死癌细胞，还要借助药物去激活呢？这就不得不说肿瘤细胞是何等聪明了！一般情况下，体内的免疫系统可以识别各种外来或者异型细胞，包括癌细胞，然后直接将其杀死。但癌细胞很聪明，为了保命，它一方面伪装自己，让自己跟一般细胞看起来一样，蒙蔽了免疫细胞的"眼睛"，麻痹免疫细胞，让免疫细胞对它们视而不见，在免疫细胞眼皮子底下悄悄疯长。而免疫治疗药物就是揭开肿瘤细胞面具的"照妖镜"，让体内的免疫细胞能看清楚肿瘤细胞的真面目，进而将其清除。

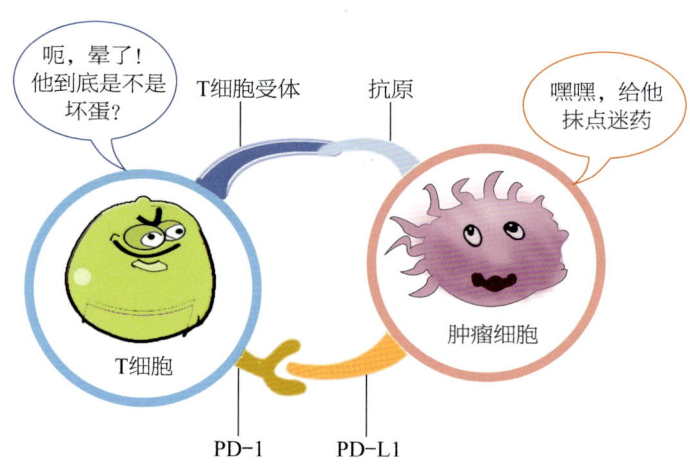

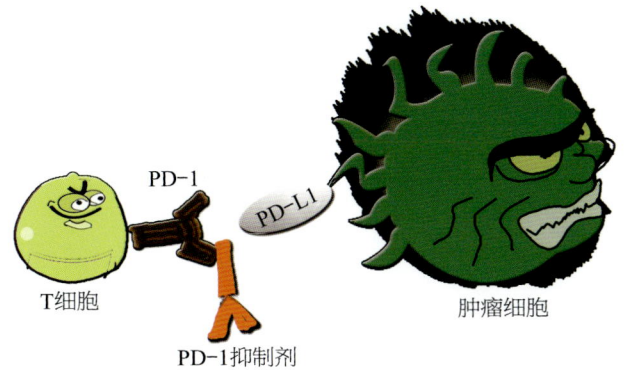

  这看起来是一件有益无害的治疗方法，但还是那句话——"理想很丰满，现实很骨感。"免疫治疗和靶向治疗一样，都需要特定位点去识别并激活细胞，但体内数以亿万计的细胞，且肿瘤细胞千变万化，往往找到了一个特异位点，刚杀死几个癌细胞，其他癌细胞已经出现了变异，这个位点就没办法把新变异的癌细胞找到，新的癌细胞继续生长。因此，免疫治疗目前也只有寥寥可数的几款药物，这些药物对一些肿瘤有效，对另外一些则无效。免疫治疗在食管癌中的应用也有一些尝试，在转移性食管癌中作为二线药物尝试使用，确实取得了一定的效果，但这种有效性还需要进一步探索验证。因此，前路漫漫，目前仍不能作为常规的治疗手段。